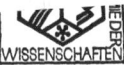

Rheinisch-Westfälische Akademie der Wissenschaften

Geisteswissenschaften   Vorträge · G 263

Herausgegeben von der
Rheinisch-Westfälischen Akademie der Wissenschaften

GERARD VERBEKE

Avicenna,
Grundleger einer neuen Metaphysik

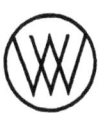

Springer Fachmedien Wiesbaden GmbH

265. Sitzung am 17. März 1982 in Düsseldorf

CIP-Kurztitelaufnahme der Deutschen Bibliothek

Verbeke, Gerard:
Avicenna, Grundleger einer neuen Metaphysik / Gerard Verbeke.
(Vorträge / Rheinisch-Westfälische Akademie der Wissenschaften: Geisteswiss.;
G 263)
ISBN 978-3-531-07263-0   ISBN 978-3-663-14499-1 (eBook)
DOI 10.1007/978-3-663-14499-1
NE: Rheinisch-Westfälische Akademie der Wissenschaften ⟨Düsseldorf⟩: Vorträge /
Geisteswissenschaften

© 1983 by Springer Fachmedien Wiesbaden
Ursprünglich erschienen bei Westdeutscher Verlag GmbH Opladen 1983

ISSN 0172–2093
ISBN 978-3-531-07263-0

Avicenna ist 1037 gestorben und etwa hundertzwanzig Jahre später wurden seine wichtigsten Traktate (das Traktat *Über die Seele* und die *Metaphysik*) schon aus dem Arabischen ins Lateinische übersetzt. Es lohnt sich, eben die Umstände, unter welchen dieser schnelle Übergang von einem Kulturgebiet zum anderen möglich war, zu bedenken. Glücklicherweise weiß man durch einen Dedikationsbrief des Ibn Daoud, welcher Anlaß zur Übersetzung der Schrift *Über die Seele* geführt hat[1]. Man entnimmt diesem Dokument, daß der Erzbischof Johann von Toledo, der von 1152 bis 1166 die geistliche Verantwortung über die kirchliche Provinz ausübte, Ibn Daoud, der sich einen jüdischen Philosophen nennt, gebeten hat, diese Übersetzung zu verfertigen. Während drei Jahrhunderten war Toledo dem Islam unterworfen und der berühmte Dom wurde in eine Moschee umgewandelt. Im Jahre 1085 wurde die Stadt durch Alphonsus den Sechsten erobert: um diese Zeit war die Bevölkerung aus Islamiten, Juden und arabisierten Christen oder Mozarabern zusammengesetzt. Bei der Reconquista ist ein Teil der islamitischen Bevölkerung geflohen, die anderen sind bei den Christen geblieben, und wurden *mudejares*, Abtrünnige genannt[2]. Als also der Erzbischof Ibn Daoud gebeten hat, eine lateinische Übersetzung des Traktats Avicennas *Über die Seele* zu verfassen, stand Toledo nicht mehr unter islamitischer Herrschaft. Was hat denn den Erzbischof dazu bewogen, gerade die Schrift eines islamitischen Philosophen ins Lateinische übersetzen zu lassen? Eine derartige Frage sollte man auch bezüglich der *Metaphysik*-Übersetzung[3], die um dieselbe Zeit in Toledo verfertigt wurde,

---

[1] *Avicenna Latinus. Liber de Anima seu Sextus de Naturalibus*, I–II–III. Edition critique de la traduction latine médiévale par S. Van Riet. Introduction sur la doctrine psychologique d'Avicenne par G. Verbeke. Louvain-Leiden, 1972, S. 3–4.
[2] *Avicenna Latinus. Liber de Anima*, I–II–III, S. 92*–93*.
[3] Über die Verfertigung dieser *Metaphysik*-Übersetzung hat man nur wenig Auskünfte. Der vollständige lateinische Text wurde in fünfundzwanzig Handschriften aufbewahrt; überdies gibt es in einigen Codices Fragmente dieser mittelalterlichen Übersetzung. Zwei Übersetzer werden in diesen Dokumenten erwähnt: Gerhard von Cremona und Dominicus Gundisalvi. Man kann wohl kaum behaupten, daß die Rolle des letzteren dieselbe gewesen sei wie bei der Übersetzung des *De Anima*-Traktats. Man weiß auch nicht genau, in welchem Maße Gerhard von Cremona daran beteiligt war. (*Avicenna Latinus. Liber de philosophia prima sive scientia divina*, I–IV. Edition critique de la traduction latine médiévale par S. Van Riet. Introduction doctrinale par G. Verbeke. Louvain-Leiden, 1977, S. 123*–125*.)

stellen. In seiner Dedikation weist der Autor darauf hin, der Mensch solle nicht nur sein wahres Wesen kennen, sondern mit der Vernunft das vernünftige Prinzip seiner Natur erfassen[4]. Die Absicht des Übersetzers war also, in Übereinstimmung mit der Einladung des Erzbischofs, dem lateinischen Westen ein Traktat zur Verfügung zu stellen, in dem die Natur der Seele auf philosophischen Grundlagen, mit rein vernünftigen Beweismitteln erläutert wird[5]. Gilt ein derartiger Anlaß auch für die Übersetzung der *Metaphysik*? In dieser Schrift werden ebenfalls sehr wichtige Fragen, wie die Existenz und Natur Gottes, die Schöpfung der Welt, die göttliche Vorsehung und das Problem des Übels, mit rein vernünftigen Argumenten erforscht und gelöst.

Ebenfalls um die Mitte des zwölften Jahrhunderts hat Jacob von Venedig, vielleicht in Byzantion, mehrere Schriften des Aristoteles, wie z. B. das Traktat *Über die Seele* und die *Metaphysik*, ins Lateinische übertragen[6]. Fast gleichzeitig standen also zwei Traktate zur Verfügung, die beide die Natur der Seele mit einer rationalen Beweisführung zu enthüllen versuchen. Das Denken Avicennas wurde durch Aristoteles weitgehend beeinflußt, ebenso wie das Fortleben des griechischen Meisters auch bei Alkindi und Alfarabi spürbar ist. Jedenfalls ist es bemerkenswert, daß um dieselbe Zeit Schriften des Aristoteles und Werke Avicennas ins Lateinische übersetzt wurden[7]: jede Übersetzung ist Ausdruck eines Bedürfnisses, jede Zeit überträgt diejenigen Schriften, die sie braucht und die sie in einem bestimmten Kulturgebiet nicht vorfindet. Die Übersetzung ist also ein Dialog zwischen Kulturkreisen, in dem offensichtlich zum Ausdruck kommt, was in einem Gebiet als ein Mangel empfunden wird. Warum hat man im zwölften Jahrhundert zugleich Aristoteles und Avicenna ins Lateinische übertragen? Die einzig befriedi-

---

[4] *Avicenna Latinus. Liber de Anima*, I–II–III, S. 3: *Indignum siquidem ut illam partem sui qua est sciens, homo nesciat, et id per quod rationalis est, ratione ipse non comprehendat.*

[5] *Avicenna Latinus. Liber de Anima*, I–II–III, S. 3: *Quapropter iussum vestrum, Domine, de transferendo libro Avicennae Philosophi de anima, effectui mancipare, curavi, ut vestro munere et meo labore, Latinis fieret certum, quod hactenus exstitit incognitum, scilicet an sit anima, et quid et qualis sit secundum essentiam et effectum, rationibus verissimis comprobatum.*

[6] L. Minio-Paluello, *Jacobus Veneticus Grecus, Canonist and Translator of Aristotle*, in: Lorenzo Minio-Paluello, *Opuscula, the Latin Aristotle*, Amsterdam, 1972, S. 208–209. Cf. Id., *Giacomo Veneto e l'Aristotelismo latino*, ibid., S. 571–572. In der Einleitung zur Ausgabe der *Metaphysica Media* schreibt G. Vuillemin-Diem, daß die Übersetzung des Jacobus von Venedig sich wahrscheinlich über die Grenzen des bewahrten Teiles hinaus erstreckte (d. h. weiter als den Anfang des IV. Buches, 1007 a 31) und eben das ganze Traktat umfassen könnte *(Aristoteles Latinus*, XXV, 2, *Metaphysica* lib. I–X, XII–XIV, Translatio Anonyma sive ‚Media', ed. G. Vuillemin-Diem. Leiden, 1976, S. X–XI).

[7] In der Diskussion hat Prof. W. Kluxen darauf hingewiesen, daß die Möglichkeit der Rezeption bestimmter Auffassungen immer konkret bedingt ist: die arabische profane Rationalität ist ebenso wie die christlich-lateinische griechischer Herkunft und die Begegnung beider Kulturen ist ähnlich wie ein Wiederzusammentreffen auseinandergetretener Traditionen, die beide von den Griechen herkommen. Diese Bemerkung ist ganz richtig, und doch bleibt es bemerkenswert, daß gerade um dieselbe Zeit die erwähnten Texte ins Lateinische übersetzt wurden.

gende Antwort kann nur sein, daß man diese Schriften wirklich brauchte, man konnte dieses Gedankengut nicht mehr entbehren. Das Bedürfnis war so groß, daß die übersetzten Texte sich sofort verbreiteten und einen bedeutenden Einfluß auf den Unterricht an den mittelalterlichen Universitäten ausübten[8]. Die Wahl der Werke, die man überträgt, ist immer vom Zeitgeist und von den Bedürfnissen einer gewissen Epoche abhängig; diese Bedürfnisse sind vielleicht nicht bewußt erlebt und genau verantwortet, und doch sind sie da. Jedermann wählt die Bücher, die er lesen will, ohne daß er immer seiner Wahl und der Antriebe, die ihn dazu führen, bewußt ist; so steht es auch mit den Orientierungen, die in der Geschichte vollzogen werden.

Avicenna teilt uns mit, er habe die *Metaphysik* des Aristoteles wohl vierzig Mal gelesen, ohne den tieferen Sinn dieser Schrift zu begreifen. Um diese Zeit war er noch zu jung; außerdem widmete er sich ganz allein, ohne Hilfe erfahrener Meister, dem Studium der Medizin und der Philosophie. Jedoch kam er, als er den Kommentar des Alfarabi studiert hatte, endlich dazu, die Bedeutung dieses hervorragenden Traktats der griechischen Philosophie zu erfassen: „Für ihn war es eine Offenbarung, und der Widerhall muß wohl tief gewesen sein. Am folgenden Tage verteilte er große Almosen unter die Armen"[9]. Niemals wird der quälende Gedanke der metaphysischen Forschung ihn noch verlassen.

Die *Metaphysik* des Avicenna gehört zum Traktat der Genesung (*Kitab al-Shifa*): dieses Buch und der *Canon Medicinae* waren dem lateinischen Mittelalter gut bekannt. Philosophie ist eine Heilkunde: die Medizin befaßt sich nur mit dem Körper; man braucht auch eine Wissenschaft, die den Geist der Menschen genesen kann, den Geist derjenigen, die in Unsicherheit, Zweifel und Irrtum verkehren. Nach Avicenna ist gerade das die Aufgabe der Philosophie, besonders der Ersten

---

[8] Während der Diskussion spricht Prof. W. Kluxen sein Erstaunen darüber aus, daß die *Metaphysik*-Übersetzung des Jacobus von Venedig in den ersten hundert Jahren ihrer Existenz in lateinischer Sprache niemals zitiert wurde. In den Jahren 1210/15 wird das Studium dieses Traktats verboten, ohne daß man vor dem Verbot irgendein Zitat daraus besitzt. Man könnte sich fragen, ob die Schwierigkeit des übersetzten Textes nicht die Ursache der Verspätung in der Rezeption sei (cf. J. Koch). Zu dieser Bemerkung könnte man zuerst erwähnen, daß die Geschichte der Rezeption dieser Übersetzungen bis jetzt nicht genau zu bestimmen war, weil man nicht über kritische Ausgaben verfügte. Weiter weisen die kirchlichen Verbote darauf hin, daß diese philosophischen Werke nicht unbekannt geblieben waren. Ihr Einfluß zeigt sich nicht nur in wörtlichen Zitaten, sondern auch an erster Stelle in der Aufnahme der Lehre.
[9] Cf. L. Gardet, *La pensée religieuse d'Avicenne*. Paris, 1951, S. 19. Die *Metaphysik*-Übersetzung des Avicenna hat auf das Denken im Westen einen tiefen Einfluß ausgeübt: die kirchlichen Verbote am Anfang des 13. Jahrhunderts bezogen sich auf Aristoteles, nicht auf Avicenna. Die großartige metaphysische Synthese, die Johannes Scotus Eriugena im 9. Jahrhundert verfaßte, ist niemals durch die Philosophie und Theologie der lateinischen Denker aufgenommen worden, während die Metaphysik des Avicenna, das Werk eines Islamiten, der sich durch die griechische und arabische Philosophie inspirieren läßt, ungehindert in den christlichen Westen durchdringt.

Philosophie: sie ist auch ein „Canon Medicinae", die Medizin des Geistes[10]. Als der Autor die Entwicklung des philosophischen Denkens behandelt, schreibt er im siebenten Buch seiner *Metaphysik*: „Jede Wissenschaft ist am Anfang noch grün, unreif. Aber allmählich wächst sie, sie vermehrt sich, und bildet sich nach einiger Zeit vollständig aus. Daher war die Philosophie in der Frühzeit, so wie sie durch die Griechen ausgeübt wurde, eine Rhetorik, vermischt mit Irrtümern und Dialektik. Der Teil, der als erster das Volk erreichte, war die Physik. Nachher interessierte man sich für Mathematik, und schließlich auch für die Metaphysik. Jedoch ging man auf eine wenig geeignete Weise vom einen zum anderen Teil über. Sobald diese Autoren vom Wahrnehmbaren zum Denkbaren übergingen, verstrickten sie sich in Verwirrung"[11]. In seiner weiteren Erklärung weist der Autor auf fünf Ursachen hin, die Ursprung der Irrtümer seiner Vorgänger sind. Avicenna versucht sich gegen diese irrigen Lehren zu schützen, als er sein metaphysisches Traktat plant. Freilich, als er seine Metaphysik verfaßt, läßt er sich vom Denken der Griechen, zumal von dem des Aristoteles, inspirieren; trotzdem versucht er, eine ursprüngliche Synthese zu verfertigen, systematischer als diejenige des griechischen Meisters, und verschmolzen mit Gedanken des Neuplatonismus und der islamitischen Tradition, besonders des Alfarabi[12]. So kommt er dazu, ein metaphysisches Denken zu entwickeln, das in seiner Gestaltung zweifellos die Züge der Quellen, von denen es abhängig ist, trägt, das aber besonders das Gepräge eines schöpferischen Geistes zeigt, der fähig ist, die Gedanken seiner Vorgänger zu ordnen und zu übersteigen[13].

---

[10] In der Diskussion weist Prof. K. E. Rothschuh auf die Bedeutung der medizinischen Schriften des Avicenna hin: in seinem *Canon Medicinae* hat der Autor eine Menge von neuen und seinerzeit unbekannten Werken, insbesondere des Galen, in seine „Medizin" einbezogen; außerdem hat er diese Materialien zum erstenmal systematisch dargestellt. Daher erklärt es sich, daß es so viele spätere Neuausgaben des Avicenna gegeben hat und daß seine „Medizin" als Lehrbuch bis ins 16. und 17. Jahrhundert gegolten hat. Zu dieser Bemerkung könnte man weiter betonen, daß Avicenna jedenfalls seine Philosophie als eine Heilkunde betrieben hat: für ihn sind Zweifel, Unsicherheit und Irrtum menschliche Krankheiten. Der Philosoph ist wie ein Arzt, der kranke Menschen wieder gesund macht. Diese Auffassung ist bei Aristoteles, obwohl er der Sohn eines hervorragenden Arztes war, nicht spürbar.

[11] Diese deutsche Übersetzung stützt sich auf die französische Version von G. C. Anawati *(La Métaphysique du Shifa*. Montréal, 1952, S. 96 des maschinengeschriebenen Textes). Für die lateinische mittelalterliche Übersetzung: *Avicenna Latinus. Liber de philosophia prima sive scientia divina*, V–X. Edition critique de la traduction latine médiévale par S. Van Riet. Introduction doctrinale par G. Verbeke. Louvain-Leiden, 1980, S. 358.

[12] Auch auf dem Gebiete der psychologischen Lehre ist Avicenna weitgehend von Aristoteles abhängig, jedoch ist sein Menschenbild von dem des griechischen Meisters unterschieden: die Auffassung des Avicenna ist unter dem Einfluß des Neuplatonismus eher spiritualistisch; außerdem hat er die Lehre der inneren Sinne sowie die der tätigen Vernunft auf eigene Weise entwickelt.

Das merkt man sofort in der Lehre des Avicenna über das Wesen der Metaphysik. Bei Aristoteles hat diese Disziplin eine sehr komplizierte Struktur: sie ist an erster Stelle eine Archäologie, eine Erforschung der ersten Ursachen und der höchsten Prinzipien alles Seienden. Außerdem ist sie eine Ontologie, eine Wissenschaft des Seienden als Seiendes: ein Wissen also, das sich nicht auf die sinnliche Welt beschränkt, sondern sich bis in die übersinnliche Realität erstreckt. Sie ist weiter eine Ousiologie oder Untersuchung der Substanz: das Sein hat mehrere Bedeutungen, deren wichtigste sich auf die Substanz bezieht; bei Aristoteles bedeutet dieser Terminus sowohl das konkret Seiende wie die Form oder das Wesen. Aristoteles behauptet, es gebe eine Frage, die immer wiederkehrt, ein Problem, das immer wieder auftaucht, nämlich: was ist das Seiende? Den tieferen Sinn dieser Frage könnte man auf folgende Weise ausdrücken: was ist die Ousia oder Substanz[14]? Der Metaphysiker wird also die ersten Ursachen und die höchsten Prinzipien der Substanz erforschen. Schließlich ist die Metaphysik auch eine Theologie: sie ist eine göttliche Wissenschaft, weil sie die Existenz und das Wesen Gottes erforscht, und weil dieses Wissen allererst und allermeist dem höchsten Wesen zugehört; Gott besitzt dieses metaphysische Wissen mehr als irgendein Philosoph. Sind diese vier Charakterzüge der Metaphysik miteinander vereinbar? Nach Werner Jaeger sind sie es nicht: er meint, daß die ontologische Auffassung ganz einleuchtend von der theologischen unterschieden sei und daß diese letzte eine frühere Stufe in der Entwicklung des Aristoteles vertritt[15]. Andere Kommentatoren sehen keine Unvereinbarkeit zwischen den erwähnten Gesichtspunkten: G. Reale z. B. ist überzeugt, daß die Aristotelische Metaphysik vor allem eine Theologie ist, aber eine Theologie mit umfassendem Charakter, weil Gott das Erste

---

[13] In der Diskussion hat Prof. O. Pöggeler darauf aufmerksam gemacht, daß die Arabische Philosophie nach ihrem großen Erfolg im Mittelalter wenigstens im 15. Jahrhundert ganz unproduktiv geworden ist. Sollte dieser Untergang des philosophischen Denkens nur aus äußerlichen Gründen erklärt werden oder ist er verknüpft mit der von Avicenna durchgeführten Systematisierung, wodurch die Philosophie gewissermaßen aus den Fragen des fortgehenden konkreten Lebens ausgeschlossen wurde? Diese Frage ist sehr weit und vielseitig: wenn man sich auf den rein philosophischen Aspekt beschränkt, könnte man jedenfalls behaupten, daß man im lateinischen Westen mehr als in der arabischen Welt auf die individuelle Persönlichkeit (mit der Idee von Freiheit und eigener Verantwortlichkeit) Wert gelegt hat. Die bevorzugte Stellung des Individuums, wie sie im Westen seit dem 13. Jahrhundert und weiter vom 16. Jahrhundert an betont wurde, ist kaum im arabischen Denken zu finden. In dieser Hinsicht ist die arabische Philosophie ganz eng mit dem Neuplatonismus verflochten: die schwächere Betonung des Individuums hat die dynamische Entwicklung der arabischen Zivilisation bestimmt nicht gefördert.

[14] Aristoteles, *Metaph.* VII, 1, 1028 b 2-4.

[15] W. Jaeger, *Aristoteles, Grundlegung einer Geschichte seiner Entwicklung*. Berlin, 1955², S. 171–236. Die von Jaeger vorgeschlagene Chronologie der metaphysischen Schriften des Aristoteles wurde durch die Beiträge von A. Mansion und F. Nuyens korrigiert (A. Mansion, *La genèse de l'œuvre d'Aristote d'après les travaux récents*, in: *Revue Néo-Scolast. de Philosophie*, 29, 1927, S. 327–328; F. Nuyens, *L'Evolution de la psychologie d'Aristote*. Louvain-La Haye-Paris, 1948, S. 171–184).

Prinzip aller Dinge ist[16]. Wie steht es nun mit dem Gesichtspunkt des Avicenna? Zweifellos ist seine Auffassung der Metaphysik systematischer als die des Aristoteles. Über den Gegenstand dieser Wissenschaft behauptet der Autor, Gott komme nicht in Betracht, weil die Existenz Gottes nicht von Anfang dieser Forschung an gegeben ist, sie wird erst am Ende einer Beweisführung belegt. Der Gegenstand einer Wissenschaft ist immer ein Gegebenes, dessen Existenz schon beim Ausgangspunkt angenommen wird und dessen eigene Charakterzüge weiter zu entdecken versucht wird; keine einzige Wissenschaft beweist die Existenz ihres Gegenstandes[17]. Der Autor lehnt ebenfalls die höchsten Ursachen der Wirklichkeit als Gegenstand der Metaphysik ab, weil man nur von den verursachten und in der Erfahrung gegebenen Seienden ausgehend dazu gelangen kann[18]. Avicenna ist auch nicht damit einverstanden, daß die Erste Philosophie sich mit jeder der vier Ursachen befaßt, um zu bestimmen, was jeder als eigenes Merkmal zugehört[19]. Es bleibt noch eine letzte Möglichkeit: die Metaphysik würde die Ursachen als existierend und die Eigenschaften, die in dieser Hinsicht daraus herkommen, studieren. Avicenna lehnt diese Auffassung nicht ab, aber er schließt daraus, daß nach diesem Gesichtspunkt der erste Gegenstand der Metaphysik das Existierende als Existierendes ist[20]. Die Erste Philosophie ist also eine Ontologie, eine Wissenschaft des Seienden als Seiendes, was jedoch nicht ausschließt, daß dieselbe Disziplin die Existenz und das Wesen Gottes studiert, sowie sie auch die höchsten Ursachen aller Dinge untersucht. Ohne den archäologischen oder theologischen Charakter der ersten Philosophie abzulehnen, definiert Avicenna sie als die Wissenschaft des Existierenden als Existierendes[21].

Mittels dieser systematischen Gestaltung des Aristotelischen Denkens war Avicenna dazu imstande, eine klare und eindeutige Scheidungslinie zwischen Physik

---

[16] G. Reale, *Il concetto di Filosofia prima e l'unità della metafisica di Aristotele*. Milano, 1967³, S. 79–84: der Verfasser zeigt die vier Aspekte der Aristotelischen Metaphysik im Aporienbuch (Buch III) und verwendet denselben Leitfaden in der Erklärung der übrigen Bücher. Nach seiner Meinung gibt es in den metaphysischen Schriften keine literarische Einheit, jedoch gibt es in diesem Traktat eine philosophische Einheit und eben eine Einheit im vorgenommenen Projekt; es wäre schwierig, eine bessere Aufeinanderfolge der unterschiedlichen Bücher als die überlieferte zu finden.

[17] *Philosophia prima*, I, 1, S. 5, 85: *Nulla enim scientiarum debet stabilire esse suum subiectum.*

[18] *Philosophia prima*, I, 1, S. 7, 21–25: *Et etiam quia scientia de causis absolute acquiritur post scientiam qua stabiliuntur causae rerum causas habentium: dum enim nos non stabilierimus esse causarum causatarum a rebus aliis, sic ut esse earum pendeat ex eo quod praecedit in esse, non sequetur apud intellectum esse causae absolutae, sed hic est causa una.*

[19] *Philosophia prima*, I, 1, S. 8, 40–42: *Quod cum ita sit, manifestum est quod non est inquisitio de illis etiam inquantum unaquaeque earum habet esse proprium, ut hoc sit quaesitum in hac scientia.*

[20] *Philosophia prima*, I, 1, S. 8, 49–52: *Si autem consideratio de causis fuerit inquantum habent esse et de omni eo quod accidit eis secundum hunc modum, oportebit tunc ut ens inquantum ens sit subiectum.* Cf. *Le livre de science* (I, Logique, Métaphysique, trad. Mohammed Achena et Henri Massé. Paris, 1955), S. 92. In der Diskussion hat Prof. W. Kluxen behauptet, der Ausdruck *das Existierende als Existieren-*

und Metaphysik zu ziehen. Aristoteles versuchte eine Erklärung des Werdens in der Welt zu bieten: daher unternimmt er eine genaue Erforschung der Bewegung und der Zeit und findet deren Interpretation in der Struktur der wahrnehmbaren Dinge: diese sind aus Potenz und Akt, aus Materie und Form zusammengesetzt. Mit Hilfe des sehr reichen Begriffs der Potenz ist es Aristoteles gelungen, die Einwände des Parmenides gegen Werden und Vielheit zu widerlegen. Die wahrnehmbaren Dinge könnten nicht auf das, was sie in einem gewissen Augenblick sind, reduziert werden: freilich sind sie, was sie sind; aber sie sind auch schon, was sie jetzt noch nicht sind, weil sie dessen Möglichkeit in sich tragen. Neben dem, was ein Seiendes in jedem Augenblick seiner zeitlichen Entwicklung vertritt, gibt es auch einen verborgenen Schatz von Möglichkeiten, die es besitzt. Aristoteles wurde getroffen durch das verblendende Schauspiel einer Welt, wunderbar reich an verborgenen Möglichkeiten, die durch einen ständigen Werdungsprozeß ans Licht treten. Jedoch wurde unser Autor bei der Erforschung des Werdens dazu geführt, die Grenzen des Wahrnehmbaren zu übersteigen. Ist er zur Platonischen Lehre der Ideen, die er abgelehnt hatte, zurückgekehrt? Keineswegs[22]; es ist einleuchtend, daß er nicht eine völlig befriedigende Erklärung des Werdens auf der Stufe des Wahrnehmbaren entdecken konnte. Ist denn die Aristotelische Physik eine Metaphysik? Professor Aubenque hat es behauptet: nach seiner Meinung ist diese Physik schon eine Ontologie[23]. Freilich mündet die radikale Interpretation des Werdens in das Meta-physische, sie führt uns jenseits des Wahrnehmbaren. Trotzdem ist die Physik nicht die Erste Philosophie, denn jenseits des Sinnlichen gibt es das Übersinnliche. Gäbe es nur die stoffliche Welt, dann wäre die Physik die Erste Philosophie. Ist demzufolge die physische Erklärung weniger gründlich als die metaphysische? Eigentlich nicht: die metaphysische Erklärung des Aristoteles könnte radikaler sein, da der Autor sich nicht die Frage stellt, warum es überhaupt

des sei eine etwas kühne Übersetzung des *ens inquantum ens,* von dem bei Avicenna die Rede ist. Nach seiner Meinung würde man erwarten, der Gegenstand der Metaphysik sei entweder als ein *ens* im Modus der Möglichkeit zu bezeichnen, wie das die neuzeitliche Metaphysik maßgeblich tut, oder als ein *ens,* das überhaupt modalitätenfrei gedacht ist, wie das bei Duns Scotus der Fall ist. Zu diesem Einwand könnte man darauf hinweisen, daß die ganze Metaphysik des Avicenna sich in den Kategorien des möglich und notwendig Existierenden bewegt. Die volle Bedeutung des Seinsbegriffs hat Avicenna nicht gefaßt, er hat jedoch dieses Verständnis vorbereitet. Bei dem an sich möglich Seienden gehört die Existenz nicht zur substantiellen Struktur wie das bei späteren Philosophen der Fall ist.
21 In der Diskussion betont Prof. G. Endress, daß Avicenna ein Sufi war, ein islamischer Mystiker: im Unterschied zur sunnitischen Lehre, die viel von den Griechen Herkömmliches eliminiert hatte, konnte Avicenna an Beziehungen, die zwischen der Mystik und der Orthodoxie bestanden, anknüpfen. Hier liegt nach Prof. Endress einer der Gründe für die Möglichkeit einer Synthese, die anderswo nicht gegeben war.
22 Aristoteles, *Metaph.* I, 9, 991 b 8–14; XIII, 5, 1079 b 12–18.
23 P. Aubenque, *Le problème de l'être chez Aristote.* Paris, 1962, S. 422.

Seiende gibt; es gelingt ihm nicht, eine befriedigende Erklärung des Seins der Seienden zu bieten. Andererseits könnte die physische Erörterung weniger gründlich sein und nicht zur übersinnlichen Ursache des Werdens hinaufsteigen: die Physik könnte sich innerhalb der Grenzen der materiellen Natur beschränken. Wegen des Statuts der Physik und desjenigen der Metaphysik als Ontologie und Theologie ist die Abgrenzung der beiden Disziplinen bei Aristoteles nicht ganz folgerichtig[24].

In der Perspektive des Avicenna geht das Studium der Physik dem der Metaphysik voran. Viele Stellungen, die in der Metaphysik vorausgesetzt sind, werden in der Physik analysiert und verantwortet, so z. B. über Entstehen und Vergehen, über Vielheit, Ort, Zeit und mehrere andere Aspekte der physischen Realität[25]. Dem Metaphysiker steht es nicht zu, diese zu erörtern: wenn er sich mit ihnen befaßt, ist es von einem anderen Gesichtspunkt aus, dem des eigenen Gegenstandes seiner Disziplin. Es ist ja notwendig, daß die Prinzipien und die spezifischen Gegenstände der besonderen Wissenschaften zuerst festgesetzt werden: nur dann könnte die Metaphysik sie begründen, da es der Ersten Philosophie zukommt, die Prinzipien der besonderen Wissenschaften zu erforschen. Das Verhältnis zwischen Physik und Metaphysik ist also zweifältig: in einem Sinne, das heißt mit Rücksicht auf uns, kommt das Studium der Metaphysik nach dem der Physik, weil sie sich auf Gegebenheiten, die in der Naturphilosophie erforscht werden, stützt[26]. Andererseits geht die Metaphysik der Physik voran, da die Gegenstände ihrer Forschung denen der Physik nach Wesen und Allgemeinheit vorangehen. Übrigens könnte der letzte Grund der Prinzipien, die in der Physik verwendet werden, nur in der Metaphysik enthüllt werden[27]. Wenn Avicenna über die Phy-

---

[24] Cf. G. Verbeke, *La physique d'Aristote est-elle une ontologie?* in: Pensamiento, 35, 1979, S. 171–194.

[25] *Philosophia prima*, I, 3, S. 20, 77–82: *Ordo vero huius scientiae est ut dicatur post scientias naturales et disciplinales. Sed post naturales, ideo quia multa de his quae conceduntur in ista sunt de illis quae iam probata sunt in naturali, sicut generatio et corruptio, et alteritas, et locus, et tempus, et quod omne quod movetur, ab alio movetur, et quae sunt ea quae moventur ad primum motorem et cetera.*

[26] *Philosophia prima*, I, 3, S. 24, 51–54: *Quod vero dicitur post naturam, hoc posteritas est in respectu quantum ad nos: primum enim quod percipimus de eo quod est et scimus eius dispositiones est hoc quod praesentatur nobis de hoc esse naturali.* Die Lehre des Avicenna nähert sich der des Aristoteles an; doch schreibt er im *Buche der Wissenschaft (Livre de science, I, S. 93)*: „On apprend cette science en dernier lieu bien qu'en réalité elle occupe la première place. Quant à nous, nous nous efforcerons de l'enseigner en premier lieu: mais nous userons de subtilité pour la faire compendre, de par la puissance de Dieu le Très Haut".

[27] *Philosophia prima*, I, 1, S. 24, 54–57: *Unde quod meretur vocari haec scientia, considerata in se, hoc est ut dicatur scientia de eo quod dicatur ante naturam: ea enim de quibus inquiritur in hac scientia per essentiam et per scientiam sunt ante naturam.*

[28] *Philosophia prima*, I, 1, S. 5, 91–96: *quod de hoc apprehendisti in naturalibus erat extraneum a naturalibus quia quod de hoc tractabatur in eis non erat de eis, sed voluimus per hoc accelerare hominem ad tenendum esse primum principium, ut per hoc augeretur desiderium addiscendi scientias et perveniendi ad locum in quo certius possit cognosci.* In dieser Hinsicht entfernt sich Avicenna von der Aristotelischen

sik des Aristoteles handelt und über dasjenige, was sich dort über die Existenz und Natur Gottes findet, weist er darauf hin, daß diese ganze Darlegung dem Traktat fremd ist und nur aus einer pädagogischen Absicht eingeführt wurde, damit der Leser auf das Studium der Metaphysik vorbereitet sei[28].

Was meint Avicenna, wenn er das Seiende als Seiendes zum Gegenstand der Metaphysik macht? Sein ist nicht ein generischer Begriff: es kann also nicht durch eine spezifische Differenz, die außerhalb des generischen Begriffes gelegen ist und ihm hinzugefügt wird, näher bestimmt werden; da der Seinsbegriff sich auf alles, was ist, bezieht, könnte also nichts außerchalb dessen bestehen; jede beliebige spezifische Differenz umfaßt er[29]. Sein wird aber nicht auf dieselbe Weise von allen Seienden ausgesagt; sonst wäre dieser Begriff eindeutig. Ist dann dieser Terminus ganz doppelsinnig? Keineswegs, da sich alle Existierenden in einer gemeinsamen Intention begegnen[30]; wäre der Terminus doppelsinnig, gäbe es keinen gemeinsamen Inhalt, der allen Seienden zugeschrieben werden kann. Wenn derselbe Terminus verwendet wird, um auf ganz verschiedene Gegenstände hinzuweisen, ist es unmöglich, daß ihm ein gemeinsamer Inhalt entspricht. Im Falle des Seins besteht dieser Inhalt, und er kann den Existierenden nach Priorität und Posteriorität zugeschrieben werden: der Terminus wird erstlich von der Substanz ausgesagt und nachher von dem, was nach der Substanz kommt, den Akzidentien[31]. Nach dieser Lehre verwirklicht also die Substanz auf hervorragende Weise den Inhalt des Seinsbegriffs; die Akzidentien realisieren ihn auch, jedoch nur an zweiter Stelle. Avicenna versetzt sich also in die Aristotelische Perspektive; Sein ist ein analogischer Begriff im Sinne der kategorialen Analogie; Sein wird von den zehn Kategorien ausgesagt, obgleich nicht auf dieselbe Weise; die Substanz verwirklicht diesen

---

Lehre: nach dem Stagiriten ist die Physik eine philosophische Forschung, die zu den letzten Ursachen des untersuchten Gebietes aufsteigt: das Studium des Werdens wäre nicht vollendet, wenn es nicht das letzte Prinzip dieses Phänomens offenbare. So ist für Aristoteles die Untersuchung der Physik nicht weniger radikal als die der Metaphysik, aber das Forschungsgebiet ist nicht dasselbe. Unterschiedlich von Averroes behauptet Avicenna, daß nur die Metaphysik fähig sei, die Existenz und das Wesen Gottes zu beweisen.

[29] *Philosophia prima*, I, 8, S. 63, 10–12: *ens enim talis naturae est quod potest praedicari de omni, sive illud sit substantia, sive aliud.* Cf. *Le Livre de science*, I, S. 116: „Donc l'être n'est ni le genre ni le propre ni autre chose de ces dix catégories. Il en est de même pour l'accident d'unité qui, bien qu'il s'applique à toutes, n'est ni une chose essentielle, ni le genre, ni le propre".

[30] *Philosophia prima*, I, 2, S. 12, 14–18: *Sed non potest poni eis subiectum commune, ut illorum omnium sint dispositiones et accidentalia communia, nisi esse. Quaedam enim eorum sunt substantiae, et quaedam quantitates, et quaedam alia praedicamenta; quae non possunt habere communem intentionem qua certificentur nisi intentionem essendi.* Cf. *Le Livre de science*, I, S. 115.

[31] *Philosophia prima*, I, 5, S. 40, 46–49: *Dicemus igitur nunc quod quamvis ens, sicut scisti, non sit genus nec praedicatum aequaliter de his quae sub eo sunt, tamen est intentio in qua conveniunt secundum prius et posterius, primum autem est quidditati quae est in substantia, deinde ei quod est post ipsam.* Cf. *Le Livre de science*, I, S. 115; *Metaphysices Compendium* (Übers. N. Carame, Roma, 1926), I, 1, tr. 3, cap. 1, S. 25.

Begriff auf einer höheren Stufe als die Akzidentien. Beschränkt sich die Analogie bei Avicenna auf das kategoriale Gebiet? Nein, weil der Autor einräumt, es sei möglich, die Existenz Gottes zu beweisen, dessen Attribute zu kennen und ihm den Namen des an sich notwendig Existierenden beizugeben. Die göttliche Vollkommenheit liegt nicht außerhalb der Intention des Existierenden: das möglich Existierende und das notwendig Existierende begegnen einander in derselben Intention, sie sind nicht ganz voneinander getrennt. Auch hier gilt ein Verhältnis von Priorität und Posteriorität: das Notwendige hat Vorrang gegenüber dem Möglichen, weil dieses nur durch das Notwendige existieren kann.

Es gibt also eine umfassende Wissenschaft, die sich mit Gott und den möglich Existierenden befaßt: das ist die Erste Philosophie. Obwohl Gott nicht den Gegenstand der Metaphysik bildet[32], ist es doch Aufgabe des Metaphysikers, dessen Existenz und Attribute zu erforschen. Gäbe es nicht eine umfassende Intention, die sowohl Gott wie das Geschaffene einschließt, wäre es nicht dieselbe Wissenschaft, die das an sich Notwendige und die möglich Seienden studiert. Wenn diese Interpretation richtig ist, lehrt Avicenna betreffs des Seinsbegriffes nicht nur die kategoriale, sondern auch die transzendentale Analogie.

Die Frage ist jedoch, ob es überhaupt für den Menschen möglich sei, einen so umgreifenden Gegenstand zu erforschen? Die Antwort des Avicenna ist positiv, gerade weil die ganze Entwicklung des menschlichen Denkens auf einige Grundbegriffe, die an sich einleuchtend sind, zurückgeht; sie können nicht mit Hilfe anderer Begriffe irgendwo erörtert oder verdeutlicht werden. Zu diesen Grundkategorien gehören Sein, Ding und Notwendigkeit[33]. Den Seinsbegriff kann man also nicht weiter erklären; wenn man es versucht, gerät man unvermeidlich in Schwierigkeiten. Man könnte z. B. behaupten, daß es zum Wesen des Seienden gehört, aktiv oder passiv zu sein. Aber die angewendeten Begriffe (aktiv und passiv) sind weniger einleuchtend als Sein, und außerdem ist es nicht so sicher, daß es zum Wesen des Seienden gehört, entweder aktiv oder passiv zu sein[34]. Neben diesen Grundkategorien nimmt Avicenna auch fundamentale Urteile an: das gründlich-

---

[32] *Philosophia prima*, I, 1, S. 4, 60–61: *Dico igitur impossibile esse ut ipse Deus sit subiectum huius scientiae.*

[33] *Philosophia prima*, I, 5, S. 31, 2–4: *Dicemus igitur quod res et ens et necesse talia sunt quod statim imprimuntur in anima prima impressione, quae non acquiritur ex aliis notioribus se*; cf. *Metaphysices Compendium*, I, 3, S. 5: *Ens non aliter describi potest nisi per nomen; quia est primum principium cuiuscumque descriptionis et ideo describi non potest. Sed eius conceptus statim in mente sistit nulla re mediante; et dividitur divisione quadam in substantiam et accidens.*

[34] *Philosophia prima*, I, 5, S. 33, 30–33: *ille qui dixit quod certitudo entis est hoc quod vel est agens vel patiens: quamvis haec divisio sit entis, sed tamen ens notius est quam agens vel patiens. Omnes enim homines imaginant certitudinem entis, sed ignorant an debeat esse agens vel patiens.*

[35] *Philosophia prima*, I, 8, S. 56, 73–74: *inter affirmationem et negationem non est medium.* Dieses Prinzip ist die Grundlage der klassischen Logik, auch der stoischen, wo das disjunktive Urteil eine wichtige Rolle spielt. In der modernen Zeit hat man plurivalente logische Systeme geschaffen. Das ist der Fall in der Schule von J. Lukasiewicz und auch in der Schule von Brouwer, der eine trivalente

ste aller Axiome ist nach seiner Meinung dasjenige, das behauptet, es stehe kein Mittelglied zwischen einer affirmativen und einer negativen Aussage: zwischen sein und nicht-sein gibt es keine Vermittlung[35]. Das ganze Gebäude des menschlichen Wissens stützt sich also auf diese Grundeinsichten, sowohl auf die ersten Begriffe wie auf den radikalsten Grundsatz. Die metaphysische Forschung ist bei Avicenna weiter gesichert durch den Parallelismus zwischen Denken und Sein, zwischen logischer und metaphysischer Ordnung. Diese Übereinstimmung wird schon im Falle der sinnlichen Wahrnehmung bestätigt: bei der Vernunft steht dieser Parallelismus in enger Beziehung zur Rolle, die dem aktiven Intellekt zugemessen wird. Sowohl die wahrnehmbaren, in der Materie bestehenden Formen wie die intelligibelen Formen, die sich im Geiste befinden, kommen aus dieser höheren Intelligenz, der zehnten und letzten in der Reihe der transzendenten Intelligenzen[36]. Die Korrespondenz zwischen Denken und Sein ist also gesichert, weil aus demselben Prinzip die substantiellen Formen in den Dingen und die Gegenstände im Geiste herkommen. Die Rolle des denkenden Geistes besteht also nicht darin, die intelligibelen Gegenstände aus der Erfahrung hervorzurufen: sie ist darauf beschränkt, sich bereit zu machen, um diese intelligibelen Formen aus dem aktiven Intellekt zu empfangen. In dieser Hinsicht ist der Unterschied zwischen individuellen Menschen sehr groß; auf der höchsten Stufe stehen die Propheten und Gnostiker: sie sind mit dem heiligen Vermögen oder dem heiligen Intellekt begabt. Aber die meisten Leute können die erwähnte Fähigkeit nur durch das Studium der sinnlichen Welt allmählich erwerben.

Ein typisches Beispiel dieser Korrespondenz zwischen Denken und Sein findet man in der Methode, die Avicenna anwendet, um den realen Unterschied zwischen Essenz und Existenz in den möglich Seienden zu verantworten. Diese Lehre wurde schon durch Alfarabi vertreten[37]. Avicenna ist ohne weiteres vom logischen zum realen Gebiet übergegangen: in der Definition der möglich Seienden ist die Existenz nicht vorhanden; die Existenz gehört nicht zur Wesensstruktur eines möglich Seienden[38]. Sie ist auch nicht ein Merkmal, das notwendig aus der Essenz

---

Logik vertritt: das Wahre, das Falsche und das Unbeweisbare (das weder wahr noch falsch ist). In dieser letzten Perspektive beruft man sich nur auf das Kontradiktionsprinzip, um die Negation zu bestimmen: wenn von zwei kontradiktorischen Sätzen der eine wahr ist, ist der andere falsch, aber beide können zugleich falsch sein. So umfaßt die Negation dasjenige, was bewiesen ist, falsch zu sein, aber auch das Mögliche, dessen Wahrheit oder Falschheit noch nicht aufgezeigt wurde.

[36] Die Lehre über die tätige Vernunft als *dator formarum* findet man schon bei al-Fārābī; cf. Fārābī, *Epistola sull'intelletto*, ed. F. Lucchetta, S. 71. Mit Recht weist F. Lucchetta darauf hin, daß diese Auffassung bei Aristoteles nicht vorkommt.

[37] Djémil Saliba, *Etude sur la métaphysique d'Avicenne*. Paris, 1926, S. 84: „Il est donc évident qu'Avicenne a transformé la distinction logique de l'essence et de l'existence d'Aristote en une distinction ontologique. Al-Fārābī n'avait pas dit autre chose".

[38] *Le Livre de science*, I, S. 120.

herkommt. Von sich aus ist das möglich Seiende unbestimmt gegenüber Existieren oder Nicht-existieren; es ist nicht notwendig mit einer dieser Alternativen verbunden. Im Falle der möglich Seienden ist die Existenz also akzidentell; beim notwendig Seienden dagegen fällt sie mit der Essenz zusammen. Daher ist das Notwendig Seiende nicht zusammengesetzt, es ist ganz einfach[39]. Für die Wertbestimmung des Seins sind die Folgen dieser Lehre sehr wichtig. Das Sein gehört also nicht zur substantiellen Struktur der Seienden, es befindet sich auf der gleichen Stufe wie die vielen kontingenten und vorübergehenden Merkmale, die den Seienden zugehören. Es bildet also nicht die Seienden in der Vollkommenheit, die sie darstellen; die Bedeutung der Existenz beschränkt sich zur unwesentlichen und kontingenten Tatsache ihrer Verwirklichung. Bei Thomas von Aquin ist die Sache ganz anders: das Sein gehört zur Wesensstruktur aller Seienden und das Verhältnis zwischen Essenz und Sein stimmt überein mit dem zwischen Potenz und Akt. In diesem Sinne kann er behaupten, daß das Sein der Akt aller Akte, die Vollkommenheit aller Vollkommenheiten ist[40].

Unter dem Einfluß des Neuplatonismus und der islamitischen Religion hat Avicenna den Schöpfungsbegriff in seine Metaphysik eingeführt; dieser war bei Aristoteles nicht da. So lesen wir bei unserem Autor: „Die Schöpfung besteht darin, daß aus einem Ding das einem anderen gehörende Sein, das nur von ihm, ohne Vermittlung von Materie, Instrument oder Zeit abhängig ist, herkommt"[41]. Unser Philosoph ist sich des Unterschiedes zwischen Verfertigung und Schöpfung ganz bewußt: im *Buch der Wissenschaft* weist er darauf hin: die einfachen Leute stellen sich vor „daß der Schöpfer eines Dinges derjenige ist, der die Existenz des Dinges zustande bringt und daß das einmal Verwirklichte den Schöpfer entbehren kann"[42]. Avicenna lehnt diese Auffassung bestimmt ab, da das Geschaffene in jedem Augenblick seiner Existenz vom Schöpfer abhängig ist; von der Seite des

---

[39] *Le Livre de science*, I, S. 174: „Nous dirons que pour tout ce qui est être possible, il faut qu'il y ait une quiddité autre que son existence. C'est la conversion de ce que nous avions dit, à savoir que tout ce dont la quiddité est autre que l'existence est l'être possible. Cette conversion est vraie du fait que, comme nous l'avons dit précédemment, de tout ce qui est l'Être nécessaire la quiddité n'est autre que l'existence"; cf. A.M. Goichon, *La distinction de l'essence et de l'existence d'après Ibn Sīnā*. Paris, 1937, S. 141; A. Forest, *La structure métaphysique du concret selon saint Thomas d'Aquin*. Paris, 1931, S. 142 ff.

[40] Thomas von Aquin, *De Potentia*, VII, a. 2, ad 9: *Esse est actualitas omnium actuum, et propter hoc est perfectio omnium perfectionum:* (Summa Theologiae,I, q. 4, a. 1, ad 3; I, q. 8, a. 1, ad 4).

[41] *Directives*, S. 385; *Philosophia prima*, VI, 2, S. 306, 8–9: *Convenit autem ut omne quod non est ex materia praeiacente vocemus non generatum sed creatum*; S. 304, 68–69: *et haec est intentio quae apud sapientes vocatur creatio, quod est dare rei esse post non esse absolute*; S. 305, 88–89: *Si autem fuerit esse eius post non absolute, tunc adventus eius a causa erit creatio.* Hinsichtlich des neuplatonischen Einflusses hat Prof. G. Endress darauf hingewiesen, daß bestimmte von Avicenna eingebrachte Momente in den arabischen Übersetzungen griechischer Texte ganz fehlen. Der Schöpfungsbegriff als ein Schaffen der Welt, das nicht als ein Willensakt aufgefaßt wird, ist in den arabischen Plotin-Übersetzungen nicht da, obwohl es in den griechischen Vorlagen ganz deutlich steht. Hier haben nach Prof. G. Endress

Geschaffenen ist die Schöpfung ein Verhältnis ständiger Abhängigkeit: „Der Handwerker ist nicht die Ursache der Existenz eines Hauses, sondern die Ursache davon, daß Holz und Klei zu dieser Stelle hergebracht werden"[43]. Der Handwerker gestaltet das Haus aus dem ihm verfügbaren Material, er schafft das Haus nicht: „Seine Wirkung besteht darin, daß er die Bestandteile des Hauses zusammensetzt"[44]. Nur im Falle der schöpferischen Kausalität muß das Verhältnis zwischen der Ursache und dem Verursachten ständig und ununterbrochen sein. „Das Verursachte braucht also die Ursache wegen der Tatsache seiner Existenz, da es in dieser Hinsicht ein möglich Seiendes ist... Aber weil das Bedürfnis aus der Existenz herkommt, ist es nicht möglich für dieses Seiende, nicht mit der Ursache verbunden zu sein"[45].

Nach unserem Philosophen gibt es nur und könnte es nur ein einziges Wesen geben, das aus sich selbst notwendig ist[46]; alles andere ist auch notwendig, jedoch nicht aus sich selbst, sondern nur, indem es notwendig aus dem Ersten Prinzip entspringt. Dieses schöpferische Prinzip könnte niemals ein Seiendes hervorbringen, das zur gleichen Stufe gehört[47]: die schaffende Ursache besitzt das Sein wesentlich, sie ist daher nicht aus Essenz und Existenz zusammengesetzt, während das Geschaffene das Sein erlangt, aus sich selbst ist es nur möglich[48]. Die Ursache geht zweifellos dem Hervorgebrachten voran; bei der Schöpfung wird das Hervorgebrachte aus dem absoluten Nicht-sein verwirklicht: auch wenn das Geschaffene immer existiert, ist es dennoch wesentlich der Quelle seines Daseins untergeordnet[49]. Auch wenn die Ursache das Hervortretende notwendig zustande bringt, könnte man nicht daraus schließen, daß die Ursache in ihrem Sein vom Geschaffenen abhängig sei. Die universelle Ursache alles Seienden muß aus sich selbst notwendig sein[50]: so wird sie sich immer von dem, was aus sich nur möglich ist, unterscheiden. Deswegen ist das Erste Prinzip wesentlich aus seiner eigenen

christliche Übersetzer gewirkt, die einen ganz creationistischen Gesichtspunkt, eine „causa efficiens" hineingebracht haben. Wird dadurch die Ursprünglichkeit des Avicenna gefährdet? Keinesweges, weil Avicenna die Schöpfungsidee nicht nur in seine Metaphysik eingeführt, sondern sie in den verschiedenen Teilen seiner metaphysischen Synthese auf zusammenhängende Weise ausgenutzt und verarbeitet hat.

[42] *Le Livre de science*, I, S. 139; *Philosophia prima*, VI, 1, S. 296, 14–20.
[43] *Le Livre de science*, I, S. 139.
[44] *Le Livre de science*, I, S. 140.
[45] *Le Livre de science*, I, S. 141; *Philosophia prima*, VI, 1, S. 300, 90–91: *causatum eget datore sui esse semper et incessanter quamdiu habuerit esse;* S. 299, 84–88.
[46] *Philosophia prima*, I, 7, S. 49, 40: *Dicemus etiam quod necesse esse debet esse una essentia;* VIII, 1, S. 376, 12–15.
[47] *Philosophia prima*, VI, 3, S. 309, 81–82: *attribuens rei esse, inquantum est esse, dignior est quantum ad esse quam ipsa res.*
[48] *Philosophia prima*, VI, 3. S. 317, 66–68: *principium agens erit non aequale patienti, eo quod illius esse est per se et esse patientis quantum ad illam passionem est acquisitum ab illo.*
[49] *Philosophia prima*, VI, 3, S. 318, 73–74.
[50] *Philosophia prima*, VI, 3, S. 318, 78–80.

Natur wahr, und die Wissenschaft, die sich mit ihm beschäftigt, richtet sich auf die absolute Wahrheit[51].

Nach Avicenna hat die Schöpfung niemals angefangen, die Welt ist von Ewigkeit da, weil das notwendig Seiende dasjenige, was es durch die Kraft seiner Natur hervorbringt, notwendig verursacht: weder durch einen Zufall noch auf kontingente Weise übt das notwendig Seiende seine schöpferische Tätigkeit aus: der Schöpfer würde nicht sein, was er ist, wenn er die Welt hervorzubringen aufhörte[52]. Das eigenste Merkmal dieses notwendig Seienden besteht darin, daß es vollkommen ist und eben mehr als vollkommen: es ist Güte und ganz selbstlose Mildtätigkeit; wenn es die Welt hervorbringt, ist es nicht auf der Suche nach irgendeinem Vorteil; was es hervorbringt, entsteht als die Ausstrahlung seiner Güte und Liebe.

Könnte dieses höchste Seiende in einem bestimmten Augenblick Schöpfer werden, ohne es von Ewigkeit her zu sein? Ist es nicht das eigenste Merkmal der Güte, sich mitzuteilen und auszustrahlen? Nach unserem Philosophen könnte das höchste Prinzip, weil es reine Güte ist, sich nicht in sich verschließen, es könnte sich nicht in sich selbst zurückziehen und sich seiner Vollkommenheit erfreuen, ohne sie mitzuteilen; es muß sich von Ewigkeit her in der Verschiedenheit der geschaffenen Seienden schauen lassen. Eines der wichtigsten Argumente, die Avicenna für seinen Gesichtspunkt gelten läßt, ist gerade, daß das notwendig Seiende unveränderlich ist, fern von jeder Art Potentialität; hätte es angefangen, Schöpfer zu sein, dann hätte irgendwo in ihm eine Änderung stattgefunden, weil es nicht dasselbe ist, zu schaffen oder nicht zu schaffen[53]. Könnte das notwendig Seiende durch einen freien Entschluß dazu gekommen sein, die Welt hervorzubringen? Avicenna verwirft diese Hypothese: ein solcher Entschluß wäre nicht zu erklären und willkürlich. Wenn das Höchste früher nicht tätig war, warum hat es plötzlich beschlossen, seine schöpferische Tätigkeit zu entfalten? Es ist unmöglich, irgendeinen Grund für eine solche Initiative zu finden: wenn das notwendig

---

[51] *Philosophia prima*, VI, 3, 5, S. 319, 15–19: *Cum igitur certum fuerit hic esse principium primum quod est attribuens aliis certitudinem, profecto certum erit quia ipsum est certitudo per seipsum, et etiam certum erit quod scientia de eo est scientia de veritate absoluta.*

[52] In dieser Hinsicht nähert sich der Standpunkt des Avicenna dem des Plotin: dieser wurde im 5. Jahrhundert durch Proclus und im 6. Jahrhundert durch Simplicius und Olympiodorus vertreten. Nach Avicenna ist das höchste Prinzip mehr als vollkommen, weil es aus seiner Fülle andere Seiende hervorbringt: diese Schöpfung ist in keiner Weise gezwungen, sie ist ganz spontan und doch notwendig, weil sie dem Wesen des ersten Prinzips entspricht.

[53] *Philosophia prima*, IX, 1, S. 439, 7–11: *Quandocumque autem posueris aliquid fieri quod non erat, vel pones illud fieri in sua essentia, vel non fieri in sua essentia, sed erit aliquid discretum ab essentia eius, et remanebit adhuc quaesito. Si enim fit in eius essentia, tunc ipsum est variabile; Metaphysices Compendium*, S. 139

[54] *Philosophia prima*, IX, 1, S. 442, 65–66: *Si autem ipsa voluntas fuerit ipsum facere per seipsam, quare non fecit esse ante?; Metaphysices Compendium*, S. 143.

Seiende das einzig Existierende ist und außerdem unveränderlich, was könnte dieses Prinzip dazu führen, seine schöpferische Tätigkeit aufzunehmen[54]? Es ist auch sinnlos zu behaupten, daß das höchste Prinzip schon vor den geschaffenen Seienden da war[55]: diese Behauptung ist kontradiktorisch, weil sie einschließt, dieses Prinzip sei zeitlich, während es ganz außerhalb der Zeit besteht; wenn es „vor etwas" besteht, ist es in die Reihe der zeitlichen Aufeinanderfolge aufgenommen[56]. Schließlich hat schon Aristoteles gezeigt, daß die Bewegung niemals angefangen habe, weil – um beginnen zu können – schon irgendwo eine Änderung stattfinden müßte, und so geht es endlos weiter. Wenn jemand die Frage vom Standpunkt der sekundären Ursachen stellt, könnte er nicht vermeiden, endlos in die Reihe der Antezedentien zurückzugehen, um irgendwelche Bewegung, die jetzt stattfindet, zu erklären; wenn dagegen das Werden immer da ist, müßte die erste Ursache auch immer ihre schöpferische Tätigkeit ausüben. Avicenna ist also überzeugt, daß die Welt von Ewigkeit her, als eine ständige Offenbarung von Allahs Güte und Mildtätigkeit da ist.

In welcher Reihenfolge treten die unterschiedlichen Seienden aus der ersten Ursache hervor? Nach Avicenna könnte das Erste, das aus dem Schöpfer hervorkommt, nicht vielfach sein: das notwendig Seiende ist ganz einfach. So kann es nur ein einziges Seiendes ohne Vielheit hervorbringen[57]. Dieses erst Geschaffene könnte keine materielle Form sein, eine Seele, die wesentlich mit einem stofflichen Prinzip verbunden ist; es muß ganz geistig sein, eine reine Intelligenz, das erste der immateriellen Seienden und das Bewegungsprinzip, als Endzweck, des ersten Himmels[58]. Diese Stellung des Avicenna ist eng verbunden mit dessen Lehre über die Schöpfung, die nicht das Ergebnis einer freien Initiative ist, sondern die immer und notwendig aus dem Wesen der ersten Ursache hervorgeht. Avicenna will mit allen Mitteln vermeiden, dem ersten Prinzip irgendwelche Tätigkeit, die Vielheit einschließt, zuzuschreiben: insoweit als Vielheit beim ersten Geschaffenen auftritt, rührt sie nicht vom Schöpfer her, sondern ist mit der ersten

---

[55] *Philosophia prima*, XI, 1, S. 443, 82–83: *quod fuit solus et non mundus nec motus...*; *Metaphysices Compendium*, S. 144.
[56] *Philosophia prima*, IX, 1, S. 443, 76–87: *Metaphysices Compendium*, S. 144–145.
[57] *Philosophia prima*, IX, 4, S. 479, 92–94: *ea quae primo sunt ab eo – et haec sunt creata –, non possunt esse multa nec numero nec divisione in materiam et formam, quoniam id quod sequitur ex eo, est ab eius essentia, non ab alio aliquo; Metaphysices Compendium*, S. 189
[58] *Philosophia prima*, IX, 4, S. 481, 39–42: *Palam igitur non posse esse ut primum causatum sit forma materialis; sed quod non sit materia manifestius est. Necessarium est igitur ut causatum primum sit forma non materialis omnino, scilicet intelligentia;* S. 479, 5–10: *Metaphysices Compendium*, S. 190–192. In der Diskussion hat Prof. H. Lausberg darauf aufmerksam gemacht, daß im Islam oder zumindest in bestimmten Kreisen das Wort Gottes, also die Offenbarung oder der Koran, als ungeschaffen betrachtet wird. Nach meiner Meinung ist das mit der Logoslehre und mit dem geltenden Unterschied zwischen Schöpfung und Generation verknüpft: der göttliche Logos ist kein Geschöpf, sondern wird aus Gott hervorgebracht. Bei Avicenna dagegen ist die erste Intelligenz ein Geschöpf.

Intelligenz als eine notwendige Eigenschaft verbunden[59]. Was der Schöpfer hervorbringt, ist eine Intelligenz, die nicht sein könnte, was sie ist, ohne Vielheit einzuschließen.

Nach Avicenna hat Allah nicht direkt die niedrigeren Seienden geschaffen, er hat seine schöpferische Kraft den höheren Intelligenzen, die über die Himmelskörper herrschen, mitgeteilt. Die erste Intelligenz, wenn sie das höchste Prinzip denkt, bringt eine andere Intelligenz hervor[60], die selbst, wenn sie die erste Intelligenz denkt, eine dritte zustande bringt und so geht es weiter bis zur zehnten Intelligenz. Die unterschiedlichen Intelligenzen, mit Ausnahme der ersten, treten also auseinander hervor, und das bedeutet ein allmähliches Fortschreiten zu niedrigeren Vollkommenheitsstufen, weil man sich von der ersten Quelle entfernt[61]. Jede Intelligenz betrachtet sich selbst als möglich vermöge ihrer eigenen Natur, und notwendig durch die Substanz, die ihr vorangeht. Dieses Denken ist auch schöpferisch und läßt die Form oder Seele des himmlischen Körpers hervortreten und außerdem das materielle Prinzip. Wenn sie sich als möglich denkt, bringt sie das materielle Prinzip hervor, das durch Potentialität gekennzeichnet ist; denkt sie sich als notwendig hervortretend aus der höheren Substanz, dann bringt sie die Form oder Seele zustande, weil diese Notwendigkeit Quelle von Vollkommenheit oder Akt ist[62]. So ist die triadische Struktur jeder himmlischen Sphäre im Lichte der kontemplativen Tätigkeit der höheren Intelligenzen zu erklären.

Durch die Einführung des Schöpfungsbegriffes war Avicenna imstande, die Aristotelische Lehre über die Vorsehung zu korrigieren. Nach unserem Philosophen kennt Gott alle Dinge, indem er seine Essenz als Quelle und Ursprung aller Seienden erfaßt[63]. Avicenna hat die Schwierigkeit, mit der Aristoteles gekämpft hat, richtig verstanden: das Wissen Gottes könnte keineswegs durch die Dinge zustande gebracht werden. In der Interpretation des Avicenna ist das auch nicht der Fall, weil diese Erkenntnis aus dem Bewußtsein, das Gott über seine Essenz besitzt, hervortritt. Die Frage jedoch ist, ob Gott jedes individuelle Seiende kennt.

---

[59] *Philosophia prima*, IX, 4, S. 482, 60–64: *Non est autem ei multitudo ex primo. Nam possibilitas sui esse est ei quiddam propter se, non propter primum, sed est ei a primo necessitas sui esse, et deinde multiplicatur per hoc quod intelligit primum et per hoc quod intelligit seipsum, tali multiplicatione quae est comitans esse suae unitatis ex primo*; *Metaphysices Compendium*, S. 193.

[60] *Philosophia prima*, IX, 4, S. 483, 85–87: *Igitur ex prima intelligentia, inquantum intelligit primum, sequitur esse alterius intelligentiae inferioris ea*; *Metaphysices Compendium*, S. 194.

[61] *Philosophia prima*, IX, 4, S. 487, 89–91: *Iam igitur vere manifestum est quod ex omni intelligentia superiore in ordine, secundum hoc quod intelligit primum provenit esse alterius intelligentiae inferioris ea*; *Metaphysices Compendium*, S. 201.

[62] *Philosophia prima*, IX, 4, S. 487, 91–95: *secundum hoc quod (scil. intelligentia) intelligit seipsam, provenient circuli per se tantum, corpus vero caeli fit ab ea et permanet mediante anima caelesti; omnis enim forma causa est ut sua materia sit in effectu: ipsa enim materia non habet existentiam*; *Metaphysices Compendium*, S. 201.

Avicenna weist darauf hin, daß kein einziges Ding, weder groß noch klein, dem Wissen des notwendig Seienden entfließt[64]. Aber insofern, als dieses Wissen sich auf sich ändernde Dinge bezieht, muß es einen universellen Charakter haben, damit die Einheit und Unzeitlichkeit der göttlichen Erkenntnis gesichert sei. Nach der Lehre des Korans (VI, 59) kennt Gott die individuellen Dinge: auf diesem Gebiet hat unser Autor versucht, eine Übereinstimmung zwischen der Philosophie und seinem religiösen Glauben zu erreichen[65]. Das ganze Problem besteht darin zu bestimmen, ob Gott das Individuelle in seiner Individualität oder auf universelle Weise erfaßt. Man könnte behaupten wie N. Carame, daß Gott das Individuelle in seinem eigentümlichen Charakter kennt, jedoch auf unzeitliche und unveränderliche Weise. Diese Erklärung hat jedoch mit einer großen Schwierigkeit zu rechnen: sie ist nicht leicht mit der Schöpfung durch Vermittlungsstufen in Übereinstimmung zu bringen. Nach Avicenna ist die Vorsehung das Wissen dessen, was in sich selbst gut ist, der möglich vollkommensten Ordnung. Die Tätigkeit des notwendig Existierenden könnte nicht aus irgendwelcher Absicht oder einem Begehren herkommen: so etwas wäre mit einer Art Unvollkommenheit oder Bedürfnis gleichzusetzen[66]. Gott ist die bestimmende Ursache der Existenz aller Dinge, so wie sie sind.

Diese Untersuchung führt uns ferner zum Problem des Übels. In der Perspektive der vorhergehenden Erörterung könnte unser Autor nicht einverstanden sein mit denjenigen, die behaupten, die Welt sei ohnehin das Ergebnis des Zufalls[67]. Die Schöpfung schließt eine ständige Gegenwart des Schöpfers in dem, was er zustande bringt, ein: Gott ist also in den Geschöpfen gegenwärtig, entweder direkt, wie im Falle der ersten Intelligenz, oder indirekt, wie im Falle der anderen Geschöpfe. Gott kennt alle Seienden durch seine Essenz, die die Ursache des Geschaffenen ist. Er denkt die Vollkommenheit des Guten auf die vollkommenste Weise, und was er denkt, tritt aus ihm in einer bestimmten Ordnung und auf die voll-

---

[63] *Philosophia prima*, VIII, 6, S. 417, 69–73: *quia ipse est principium omnis esse, tunc intelligit ex seipso id cui ipse est principium, et quod ipse est principium eorum quae sunt perfecta in singularitate sua, et eorum quae sunt generata corruptibilia, secundum suas species, uno modo, et secundum sua individua, alio modo*; *Metaphysices Compendium*, S. 120.

[64] *Le Livre de science*, I, S. 160.

[65] *Philosophia prima*, VIII, 6, S. 418, 91–93: *necesse esse non intelligit quicquid est, nisi universaliter, et tamen cum hoc non deest ei aliquod singulare, et ideo „non deest ei id quod minimum est in caelis et in terra"*; *Metaphysices Compendium*, S. 121.

[66] *Philosophia prima*, VIII, 7, S. 429, 16–19: *haec voluntas secundum modum quo certificavimus eam, scilicet quod non certificatur propter intentionem fluendi esse ab ea, ut ipsa sit aliud ab ipso fluere, est ipsamet liberalitas*; *Metaphysices Compendium*, S. 129; *Le Livre de science*, I, S. 166

[67] *Philosophia prima*, IX, 6, S. 495, 37–40: *Hoc autem quod multae impressiones mirabiles fiunt in hoc quod generatur in hoc mundo, tum in partibus metallorum, tum in partibus vegetabilium et brutorum et hominum, et in hoc quod intelligitur de partibus caeli, non est tibi via dicere quod fiat per casum*; *Metaphysices Compendium*, S. 210–211.

kommenste Weise hervor: daraus entsteht also eine Welt, die möglichst vollendet ist[68].

Ist dann das Übel aus dem Geschaffenen ausgeschlossen? Avicenna hat niemals einen so radikalen Optimismus wie den der Stoa oder des Spinoza verteidigt, aber er entfernt sich auch vom pessimistischen Dualismus der Gnostiker, die nicht nur von den Christen, sondern auch von Plotin bestritten wurden. Die Stellung des Avicenna ist nuanciert: während er Übel in der Welt annimmt, führt er doch wichtige Beschränkungen ein. Zuerst weist er darauf hin, daß Gott das Übel nicht will, das göttliche Wollen könnte sich niemals auf das Böse richten: so etwas stände im Gegensatz zur göttlichen Vollkommenheit. Gott will das Gute, aber zugleich ist ihm bewußt, daß das Böse eine unvermeidliche Folge des Guten ist; in diesem Sinne könnte man behaupten, daß Gott „per accidens" das Böse will. Hätte die Vorsehung ein Gutes ohne jegliches Übel zustande bringen können? Nach Avicenna ist das nicht möglich, zumindest nicht in der sublunarischen Welt[69]. Ein Existierendes, das überhaupt keine Potentialität besitzt, könnte nicht durch Übel getroffen werden: dieses ist verbunden mit der Materie, die häufig Merkmale trägt, welche Ursache bestimmter Übel werden[70]. Auf diese Weise erklärt Avicenna Mißgeburten: sie sind die Folge eines Widerstandes der Materie während des Bildungsprozesses eines neuen Lebewesens[71]. Die Ursachen des Übels befinden sich also in der sublunarischen Welt, da, wo die Wesensformen der aktiven Intelligenz sich der Materie einverleiben. Aber eben in dieser Welt ist das Übel nicht überall verbreitet; es trifft nur gewisse Personen und nur in gewissen Augenblicken ihres Lebens[72]. Die Arten bleiben ja auf vorzügliche Weise bewahrt. Übrigens werden die meisten Leute nicht durch ein reales Übel getroffen, sondern nur durch eine gewisse Art Übel, nämlich einen Mangel, und dieser ist nur ein akzidentelles Übel, insofern er ein Seiendes von der ihm zukommenden Vollkommenheit entfernt. Ist es ein Übel, keine Philosophie oder Geometrie zu kennen? Betreffs der menschlichen Natur ist es kein Übel, sondern nur bezüglich der Vollkommenheit, die der Natur hinzugefügt werden kann[73]. Auch die Tatsache, daß ein bestimmtes Übel als Folge eines Guten auftritt, könnte nicht als Grund dafür angegeben werden,

---

[68] *Philosophia prima*, IX, 6, S. 495, 4–47: *Oportet enim ut scias quod cura horum est ex hoc quod primus scit seipsum et quod ab ipso est necessitas ordinationis bonitatis et quod sua essentia est causa bonitatis et perfectionis secundum quod possibile est rebus et placent ei, sicut praedictum est. Intelligit igitur ordinationem bonitatis secundum quod possibile est esse melius.*
[69] *Philosophia prima*, IX, 6, S. 498, 6–7: *Omnes autem causae mali non inveniuntur nisi in his quae sunt sub circulo lunae*; *Metaphysices Compendium*, S. 215: *Le Livre de science*, I, S. 178–179; 212–216.
[70] *Philosophia prima*, IX, 6, S. 497, 86–87: *Non ... sequitur malum, nisi hoc in cuius natura est aliquid in potentia et hoc fit propter materiam*; *Metaphysices Compendium*, S. 214.
[71] *Philosophia prima*, IX, 6, S. 498, 93–98.
[72] *Philosophia prima*, IX, 6, S. 498, 9: *malum non contingit nisi in aliquibus et aliquando*; *Metaphysices Compendium*, S. 215.

dieses Gute nicht zu verwirklichen; Gott sollte also nicht davon absehen, die Welt hervorzubringen wegen des Übels, das unvermeidlich damit verbunden ist[74]. Avicenna meint übrigens, daß das Gute in der Welt nur deswegen ein wahres Gutes ist, weil auch Arten von Übel möglich sind: in einer durch Potentialität charakterisierten Welt könnte das Übel als Möglichkeit nicht ausgeschlossen sein. Jedermann wird zugeben, daß Feuer ein Gutes ist, die Entdeckung des Feuers war in der Entwicklung der Zivilisation ein wichtiger Schritt. Das Feuer könnte jedoch jemanden verletzen oder den Mantel eines armen Mannes verbrennen: diese Tatsachen erlauben nicht zu behaupten, das Feuer sei nichts Gutes[75].

Nach Avicenna gibt es keine Dinge, die ganz schlecht sind, auch nicht Dinge, deren Natur zum größeren Teil schlecht ist, ebenso nicht Dinge, die gleichermaßen gut und schlecht sind[76]. Die Dinge der Natur sind jedoch derartig, daß das Gute wegen der Unvollkommenheit und Potentialität dieser Seienden immer irgendein Übel mit sich bringt. Das Übel beschränkt sich auf seltene Fälle, es ist also nicht häufig und siedelt sich am Rande der Vollkommenheit an, die entweder immer oder im Allgemeinen stattfindet[77]. Nur bezüglich der sekundären Beschaffenheiten tritt das Übel in der Mehrheit der Fälle auf, aber das ist nicht das Übel im eigentlichen Sinne. Die Metaphysik des Avicenna ist also der Ausdruck eines relativen Optimismus: der Autor nimmt die Freiheit des menschlichen Handelns und die Verantwortlichkeit jedes Individuums für sein zukünftiges Schicksal an. Die Seelen, die sich böse Anlagen erworben haben, werden schweres Leiden empfinden[78].

Avicenna ist der Grundleger einer neuen Metaphysik: sie ist neu und ursprünglich, weil sie weder mit der Aristotelischen noch mit der neuplatonischen zusammenfällt; sie ist auch nicht schlechthin eine Kombination beider Systeme, obwohl Züge des Aristotelischen und des neuplatonischen Denkens darin spürbar sind. Das Kernstück dieser ursprünglichen Metaphysik bildet die Schöpfungslehre, die Struktur des Geschaffenen und das Verhältnis zwischen dem notwendig Existierenden und dem möglich Seienden. Auf zwei Gebieten hat die Entwicklung der Philosophie im Westen, die durch Avicenna inspiriert war, das Denken des Meisters korrigiert: die Schöpfung wurde nicht als ein notwendiger Prozeß mit Zwischenstufen betrachtet und das einzigartige Merkmal des Seins als umgreifender

---

[73] *Philosophia prima*, IX, 6, S. 499, 20–24.
[74] *Philosophia prima*, IX, 6, S. 503, 14–25; *Metaphysices Compendium*, S. 222.
[75] *Philosophia prima*, IX, 6, S. 499, 31–39.
[76] *Philosophia prima*, IX, 6, S. 504, 41–42; *Metaphysices Compendium*, S. 223.
[77] *Philosophia prima*, IX, 6, S. 499, 29–30: *malum in his quae sunt parvissimum*.
[78] *Philosophia prima*, IX, 7, S. 519, 49–56: *Si quis... acquisierit dispositiones corporis malas,... exuta... a corpore, punietur poena forti propter amissionem corporis et iudicii corporis fraudulenta acquisitione eius quod desideraverat: instrumentum eius enim iam destructum est, sed mores qui fuerant ex affectione corporis adhuc permanent*; *Metaphysices Compendium*, S. 240.

Akt, als Vollkommenheit aller Vollkommenheit wurde tiefer entwickelt und ins Licht gestellt. Es ist bemerkenswert, daß die Metaphysik des Avicenna, eines islamischen Philosophen, ohne grundsätzliche Schwierigkeit in das Denken des lateinischen Westens aufgenommen wurde. Wohl wurde die Einheit der tätigen Vernunft durch die mittelalterlichen Denker meistens abgelehnt, obwohl Thomas von Aquin gegen diese Auffassung keine prinzipiellen Einwände erhebt[79]. Diejenigen, die sowohl die Einheit der tätigen wie der potentiellen Vernunft vertreten, werden von Thomas scharf kritisiert, weil diese Lehre mit der Integrität des menschlichen Daseins nicht zu vereinbaren ist. Wenn es für alle Menschen nur eine einzige Vernunft gibt, dann müßte man nach Thomas daraus schließen, daß auch nur ein einziger Wille für alle individuellen Subjekte besteht: dadurch wird die persönliche Verantwortung des Individuums ausgeschaltet, die menschliche Person wird in ihrem tiefsten Wesen verletzt[80]. So etwas könnte nicht angenommen werden, weil es im Gegensatz zur unverkennbaren Erfahrung jedes Menschen steht[81]. So wird ein klarer Unterschied zwischen der den Averroisten zugeschriebenen Auffassung und der Lehre des Avicenna gemacht.

Außerdem wurde auch die Frage gestellt, ob ein endliches Seiendes je eine Schöpfungstätigkeit ausüben könne. Selbstverständlich könnte ein solches Wesen das niemals aus sich selbst: man kann sich jedoch fragen, ob das Endliche nicht unter Gottes Einfluß und mit dessen Hilfe fähig sein könne zu erschaffen. Ist es möglich, daß Gott seine Schöpfungsmacht anderen Seienden übertrage oder kann diese nur durch Ihn selbst ausgeübt werden? In der Perspektive des Avicenna ist es nicht nur Allah, der erschafft, sondern auch die höheren Intelligenzen, die aus Ihm hervorgehen: es ist ganz einleuchtend, daß nach Avicenna die irdische Wirklichkeit wegen ihrer Unvollkommenheit nicht unmittelbar durch das höchste Prinzip zustande gekommen sei. Da die Entfernung zwischen Gott und dem Irdischen so

---

[79] Auch Thomas ist davon überzeugt, daß jeder eine eigene tätige Vernunft besitzt; jedoch meint er, daß dieses Vermögen für die Integrität des Individuums nicht so wichtig sei wie die potentielle Vernunft; *De Anima*, a. 5: *Respondeo dicendum quod intellectum agentem esse unum et separatum plus videtur rationis habere quam si hoc de intellectu possibili ponatur.* Der Autor weist darauf hin, daß bestimmte christliche Philosophen behaupten, die tätige Vernunft sei mit Gott identisch. Nach Thomas sollte man aufgrund der Erfahrung annehmen, daß der aktive Intellekt als ein inneres Prinzip in jedem Menschen vorhanden ist. Wäre es eine abgeschiedene Substanz, dann wäre das höchste Glück des Menschen in der ständigen Vereinigung mit dieser höheren Wirklichkeit zu finden: das ist nach Thomas unmöglich, weil die höchste Vollkommenheit des Menschen nur in der Vereinigung mit Gott gelegen sein kann. Cf. *De unitate intellectus*, IV, 89 (ed. L. W. Keeler).
[80] *De unitate intellectus*, IV, 89: *Si igitur sit unus intellectus omnium, ex necessitate sequitur quod sit unus intelligens, et per consequens unus volens, et unus utens pro suae voluntatis arbitrio omnibus illis secundum quae homines diversificantur ad invicem ... Repugnat enim his quae apparent, et destruit totam scientiam moralem et omnia quae pertinent ad conversationem civilem, quae est hominibus naturalis, ut Aristoteles dicit.*
[81] *De Anima*, a. 5: *Utramque autem harum operationum experimur in nobis ipsis, nam et nos intelligibilia recipimus et abstrahimus ea; De unitate intellectus*, III, 62.

groß ist, ist der Autor dazu geführt worden, Zwischenstufen in die Schöpfungstätigkeit hereinzubringen. Tatsächlich treten die Wesensformen der wahrnehmbaren Welt aus der zehnten Intelligenz hervor. Die Auffassung, daß auch das Endliche unter bestimmten Bedingungen schaffen könne, wird von den mittelalterlichen Denkern nicht ohne weiteres abgelehnt. Thomas von Aquin hat die gestellte Frage zuerst positiv beantwortet: in gegebenen Umständen könne Gott die Macht, die Ihm wesentlich allein zugehört, auch den Geschöpfen mitteilen[82]. Später jedoch hat er seine Meinung geändert: niemals könnte ein endliches Wesen fähig gemacht werden, eine Schöpfungstätigkeit auszuüben, weil diese Tätigkeit unendlich ist; der Abstand zwischen Sein und Nichtsein ist unendlich und könnte nur durch eine unendliche Ursache überbrückt werden[83]. Ein endliches Seiendes könnte niemals unendlich gemacht werden.

Ferner gibt es noch das Problem der Freiheit oder Notwendigkeit der Schöpfung und damit verbunden der Ewigkeit der Welt. Nach Aristoteles wurde die Welt nicht von Gott erschaffen und war von Ewigkeit her da: er kommt durch eine gründliche Analyse von Bewegung und Zeit zu diesem Schluß; weder Bewegung noch Zeit könnten je angefangen haben. Diese Auffassung wurde auch im 13. Jahrhundert und später von mehreren Philosophen vertreten. Bei Plotin wie auch bei Avicenna ist die Fragestellung verschieden: was jetzt untersucht wird, ist das Problem, ob die Schöpfungstätigkeit je angefangen habe. Weil das höchste Prinzip reine Güte ist, gehört es zu seinem Wesen, sich anderen Seienden mitzuteilen; es könnte nicht sein, was es ist, ohne andere Seiende hervorzubringen. Außerdem ist es auch unveränderlich: wenn es also angefangen hätte zu schaffen, hätte irgendwo eine Änderung in seinem Wesen stattgefunden. Im frühen Mittelalter wurde diese Ansicht auch von mehreren Christen angenommen: in dieser Hinsicht war Johann Philoponus eine Ausnahme[84]. Später wurde die Frage hervorgehoben, ob

---

[82] In dieser Frage stand Thomas vor einem schweren Problem; er schreibt, daß die *communis opinio* behauptet, die schöpferische Tätigkeit könne einem endlichen Seienden nicht mitgeteilt werden, weil der Abstand zwischen Sein und Nichtsein unendlich ist (*In IV Sent.*, d. V, q. 1, a. 3, sol. III). Jedoch meint Petrus Lombardus, es sei möglich, daß Gott diese Tätigkeit einem Geschöpf übertrage, obwohl er es niemals getan hat (... *et sic Magister dicit quod potuit communicari potentia creandi, non est autem alicui communicata*). Thomas wagt es nicht, diese Auffassung einfach abzulehnen. Ist der Abstand zwischen Nichtsein und einem bestimmten Seienden wirklich unendlich? Man könne nach Thomas vielleicht darauf weisen, daß von Seiten des Hervorgebrachten der Abstand nur endlich ist, weil dasjenige, das zustande kommt, immer beschränkt ist.

[83] Thomas hat also seine Meinung geändert: in mehreren Schriften kommt er auf dieses Thema zurück. In der *Summa Theologiae* (I, q. 45, a. 5) verweist er ausdrücklich auf die Auffassung von Avicenna und Petrus Lombardus. Er bemerkt dazu, daß das Sein die allgemeinste, umfassendste Verwirklichung ist: sie könnte also nur durch die erste umgreifende Ursache hervorgebracht werden. Außerdem könnte ein Instrument bei der Schöpfung nur verwendet werden, wenn es geeignet ist, zur Tätigkeit der Hauptursache etwas beizutragen. Das ist aber unmöglich, weil die schöpferische Aktivität sich auf das Sein schlechthin bezieht und kein materielles Substrat benutzt.

[84] Cf. G. Verbeke, *Some Later Neoplatonic Views on Divine Creation and the Eternity of the World*, in: *Neoplatonism and Christian Thought*, ed. by Dominic J. O'Meara. Norfolk, 1982, S. 45–53.

man aus rein philosophischen Gründen die Ewigkeit der Schöpfung ablehnen könne: Bonaventura ist der Meinung, daß es möglich sei[85], während Thomas einen nuancierteren Standpunkt vertritt. Nach seiner Auffassung kann man philosophisch weder beweisen, daß die Welt von Ewigkeit da ist, noch, daß sie begonnen hat. Die Argumente, die Aristoteles im VIII. Buch seiner *Physik* entwickelt, hält er also nicht für schlüssig, aber er meint, daß man auch das Gegenteil nicht beweisen kann. Nur aufgrund der Offenbarung weiß man, daß die Schöpfungstätigkeit nicht von Ewigkeit her ausgeübt wurde. Kennzeichnend ist jedenfalls, daß nach Thomas die Ewigkeit der Schöpfung mit der göttlichen Freiheit für vereinbar gehalten wird: Gott könnte durch einen freien Entschluß die Welt von Ewigkeit her hervorbringen[86].

Grundsätzliche Einwände gegen die Metaphysik des Avicenna wurden also nicht erörtert. Das heißt jedoch nicht, daß man mit der ganzen Lehre einverstanden war; aber Avicenna wurde niemals verurteilt; er wurde viel gelesen und benutzt. Im 9. Jahrhundert hat Johann Scotus Eriugena, ein christlicher Denker, ein großartiges metaphysisches System entwickelt, das ebenfalls neuplatonisch inspiriert war; diese Philosophie ist jedoch nicht weit verbreitet worden, und als spätere Denker sich darauf berufen wollten, um einen pantheistischen Materialismus zu begründen, wurde sie 1225 von Papst Honorius III. verurteilt. Die Metaphysik eines islamitischen Denkers wurde also ohne grundsätzlichen Widerstand assimiliert, weil das System eines wenig früheren christlichen Philosophen abgelehnt wurde.

Deshalb gilt Avicenna für den Westen als der Grundleger einer neuen Metaphysik.

---

[85] Cf. A. Zimmermann, *„Mundus est aeternus" – Zur Auslegung dieser These bei Bonaventura und Thomas von Aquin*, in: Miscellanea Mediaevalia, t. 10. Berlin-New York, 1976, S. 317–330.

[86] Cf. A. Zimmermann, *Alberts Kritik an einem Argument für den Anfang der Welt*, in: Miscellanea Mediaevalia, t. 14. Berlin-New York, 1981, S. 78–88; F. Van Steenberghen, *Thomas Aquinas and Radical Aristotelianism*. Washington D. C., 1980, S. 10–27. Albertus und Thomas behaupten, es sei unmöglich zu beweisen, daß die Welt je angefangen hat. Selbstverständlich kann man eine unendliche Reihe nicht durchlaufen: aber man nehme einen bestimmten Tag in der Vergangenheit; der Abstand, der ihn vom heutigen Tag scheidet, ist immer beschränkt. Der heutige Tag ist also eine Grenze, von der man sich zu einem bestimmten Zeitpunkt in der Vergangenheit referieren kann: das Ergebnis dieser Beziehung wird eine bestimmte Zahl von Tagen, Monaten oder Jahren darstellen. Wenn die Welt von Ewigkeit her da ist, bilden die Perioden und Umläufe, die in der Vergangenheit stattgefunden haben, ein Ganzes, jedoch mit dem Unterschied, daß niemals ein erster Tag oder erster Umlauf da war. Es ist wahr, daß dieses Ganze nicht mit Hilfe einer beschränkten Reihe gemessen werden kann; das Ganze der Vergangenheit könnte also nicht durch eine natürliche Zahl ausgedrückt werden, aber daraus könnte man nicht schließen, die Welt sei nicht von Ewigkeit her da (S. Thomas, *Summa Theologiae*, I, q. 46, a. 2, ad 6).

Veröffentlichungen
der Rheinisch-Westfälischen Akademie der Wissenschaften

Neuerscheinungen 1972 bis 1983

Vorträge G
Heft Nr.

GEISTESWISSENSCHAFTEN

179	Friedrich Nowakowski, Innsbruck	Probleme der österreichischen Strafrechtsreform
180	Karl Gustav Fellerer, Köln	Der Stilwandel in der abendländischen Musik um 1600
181	Georg Kauffmann, Münster	Michelangelo und das Problem der Säkularisation
182	Harry Westermann, Münster	Freiheit des Unternehmers und des Grundeigentümers und ihre Pflichtenbindungen im öffentlichen Interesse nach dem Referentenentwurf eines Bundesberggesetzes
183	Ernst-Wolfgang Böckenförde Bielefeld	Die verfassungstheoretische Unterscheidung von Staat und Gesellschaft als Bedingung der individuellen Freiheit
184	Kurt Bittel, Berlin	Archäologische Forschungsprobleme zur Frühgeschichte Kleinasiens
185	Paul Egon Hübinger, Bonn	Die letzten Worte Papst Gregors VII.
186	Günter Kahle, Köln	Das Kaukasusprojekt der Alliierten vom Jahre 1940
187	Hans Erich Stier, Münster	Welteroberung und Weltfriede im Wirken Alexanders d. Gr.
188	Jacques Droz, Paris	Einfluß der deutschen Sozialdemokratie auf den französischen Sozialismus (1871–1914)
189	Eleanor v. Erdberg-Consten, Aachen	Die Architektur Taiwans Ein Beitrag zur Geschichte der chinesischen Baukunst
190	Herbert von Einem, Bonn	Die Medicimadonna Michelangelos
191	Ulrich Scheuner, Bonn	Das Mehrheitsprinzip in der Demokratie
192	Theodor Schieder, Köln	Probleme einer europäischen Geschichte Jahresfeier am 30. Mai 1973
193	Erich Otremba, Köln	Die „Kanalstadt". Der Siedlungsraum beiderseits des Ärmelkanals in raumdynamischer Betrachtung
194	Max Wehrli, Zürich	Wolframs ‚Titurel'
195	Heinrich Dörrie, Münster	Pygmalion – Ein Impuls Ovids und seine Wirkungen bis in die Gegenwart
196	Jan Hendrik Waszink, Leiden	Biene und Honig als Symbol des Dichters und der Dichtung in der griechisch-römischen Antike
197	Henry Chadwick, Oxford	Betrachtungen über das Gewissen in der griechischen, jüdischen und christlichen Tradition
198	Ernst Benda, Karlsruhe	Gefährdungen der Menschenwürde
199	Herbert von Einem, Bonn	‚Die Folgen des Krieges'. Ein Alterswerk von Peter Paul Rubens
200	Hansjakob Seiler, Köln	Das linguistische Universalienproblem in neuer Sicht
201	Werner Flume, Bonn	Gewohnheitsrecht und römisches Recht
202	Rudolf Morsey, Speyer	Zur Entstehung. Authentizität und Kritik von Brünings „Memoiren 1918–1934"
203	Stephan Skalweit, Bonn	Der „moderne Staat". Ein historischer Begriff und seine Problematik
204	Ludwig Landgrebe, Köln	Der Streit um die philosophischen Grundlagen der Gesellschaftstheorie
205	Elmar Edel, Bonn	Ägyptische Ärzte und ägyptische Medizin am hethitischen Königshof Neue Funde von Keilschriftbriefen Ramses' II. aus Bogazköy
206	Eduard Hegel, Bonn	Die katholische Kirche Deutschlands unter dem Einfluß der Aufklärung des 18. Jahrhunderts
207	Friedrich Ohly, Münster	Der Verfluchte und der Erwählte. Vom Leben mit der Schuld
208	Siegfried Herrmann, Bochum	Ursprung und Funktion der Prophetie im alten Israel
209	Theodor Schieffer, Köln	Krisenpunkte des Hochmittelalters Jahresfeier am 7. Mai 1975
210	Ulrich Scheuner, Bonn	Die Vereinten Nationen als Faktor der internationalen Politik
211	Heinrich Dörrie, Münster	Von Platon zum Platonismus Ein Bruch in der Überlieferung und seine Überwindung
212	Karl Gustav Fellerer, Köln	Der Akademismus in der deutschen Musik des 19. Jahrhunderts
213	Hans Kauffmann, Bonn	Probleme griechischer Säulen
214	Ivan Dujcev, Sofia	Heidnische Philosophen und Schriftsteller in der alten bulgarischen Wandmalerei
215	Bruno Lewin, Bochum	Der koreanische Anteil am Werden Japans

216	Tilemann Grimm, Tübingen	Meister Kung
		Zur Geschichte der Wirkungen des Konfuzius
217	Harald Weinrich, Bielefeld	Für eine Grammatik mit Augen und Ohren, Händen und Füßen – am Beispiel der Präpositionen
218	Roman Jakobson, Cambridge, Mass.	Der grammatische Aufbau der Kindersprache
219	Jan Öberg, Stockholm	Das Urkundenmaterial Skandinaviens
		Bestände, Editionsvorhaben, Erforschung
220	Werner Beierwaltes, Freiburg i. Br.	Identität und Differenz. Zum Prinzip cusanischen Denkens
221	Walter Hinck, Köln	Vom Ausgang der Komödie. Exemplarische Lustspielschlüsse in der europäischen Literatur
222	Heinz Hürten, Freiburg i. Br.	Reichswehr und Ausnahmezustand. Ein Beitrag zur Verfassungsproblematik der Weimarer Republik in ihrem ersten Jahrfünft
223	Bernhard Kötting, Münster	Religionsfreiheit und Toleranz im Altertum

Jahresfeier am 18. Mai 1977

224	Karl J. Narr, Münster	Zeitmaße in der Urgeschichte
225	Karl Ed. Rothschuh, Münster	Iatromagie: Begriff, Merkmale, Motive, Systematik
226	Samuel R. Spencer Jr., Davidson, North Carolina	Die amerikanische Stimmung im Jahr des Janus
227	Paul Mikat, Düsseldorf	Dotierte Ehe – rechte Ehe. Zur Entwicklung des Eheschließungsrechts in fränkischer Zeit
228	Herbert Franke, München	Nordchina am Vorabend der mongolischen Eroberungen: Wirtschaft und Gesellschaft unter der Chin-Dynastie (1115–1234)
229	András Mócsy, Budapest	Zur Entstehung und Eigenart der Nordgrenzen Roms
230	Heinrich Dörrie, Münster	Sinn und Funktion des Mythos in der griechischen und der römischen Dichtung
231	Jean Bingen, Brüssel	Le Papyrus Revenue Laws – Tradition grecque et Adaptation hellénistique
232	Niklas Luhmann, Bielefeld	Organisation und Entscheidung
233	Louis Reekmans, Leuven	Die Situation der Katakombenforschung in Rom
234	Josef Pieper, Münster	Was heißt Interpretation?
235	Walther Heissig, Bonn	Die Zeit des letzten mongolischen Großkhans Ligdan (1604–1634)
236	Alf Önnerfors, Köln	Die Verfasserschaft des Waltharius-Epos aus sprachlicher Sicht
237	Walther Heissig, Bonn	Die mongolischen Heldenepen – Struktur und Motive
238	Günther Stökl, Köln	Osteuropa – Geschichte und Politik

Jahresfeier am 23. Mai 1979

239	Wilhelm Weber, Münster	Geld, Glaube, Gesellschaft
240	Giovanni Nencioni, Florenz	Lessicografia e Letteratura Italiana
241	Arno Esch, Bonn	Zur Situation der zeitgenössischen englischen Lyrik
242	Otto Pöggeler, Bochum Heinz Breuer, Bonn	Fragen der Forschungspolitik
243	Klaus Stern, Köln	Verfassungsgerichtsbarkeit zwischen Recht und Politik
244	Klaus W. Niemöller, Münster	Der sprachhafte Charakter der Musik
245	Jürgen Untermann, Köln	Trümmersprachen zwischen Grammatik und Geschichte
246	Clemens Menze, Köln	Leibniz und die neuhumanistische Theorie der Bildung des Menschen
247	Helmut Schelsky, Münster	Die juridische Rationalität
248	Ulrich Scheuner, Bonn	Der Beitrag der deutschen Romantik zur politischen Theorie
249	Georg Kauffmann, Münster	Zum Verhältnis von Bild und Text in der Rennaissance
250	Rudolf Kassel, Köln	Dichtkunst und Versifikation bei den Griechen
251	Hans Schadewaldt, Düsseldorf	Idiosynkrasie, Anaphylaxie, Allergie, Atopie – Ein Beitrag zur Geschichte der Überempfindlichkeitskrankheiten
252	Walter Hinck, Köln	Haben wir heute vier deutsche Literaturen oder *eine*? Plädoyer in einer Streitfrage

Jahresfeier am 13. Mai 1981

253	Heinz Gollwitzer, Münster	Vorüberlegungen zu einer Geschichte des politischen Protestantismus nach dem konfessionellen Zeitalter
254	Martin Honecker, Bonn	Evangelische Theologie vor dem Staatsproblem
255	Paul Mikat, Düsseldorf	Rechtsprobleme der Schlüsselgewalt
256	Ernst Dassmann, Bonn	Paulus in frühchristlicher Frömmigkeit und Kunst
257	Reinhold Merkelbach, Köln	Weihegrade und Seelenlehre der Mithrasmysterien
258	Bruno Lewin, Bochum	Sprachbetrachtung und Sprachwissenschaft im vormodernen Japan
259	Boris Meissner, Köln	Das Verhältnis von Partei und Staat im Sowjetsystem
260	Hans Rudolf Schwyzer, Zürich	Ammonios Sakkas, der Lehrer Plotins
261	Eugen Ewig, Bonn	Die Merowinger und das Imperium
262	Armin Kaufmann, Bonn	Die Aufgabe des Strafrechts
263	Gerard Verbeke, Leuven	Avicenna, Grundleger einer neuen Metaphysik

ABHANDLUNGEN

Band Nr.

33	Heinrich Behnke und Klaus Kopfermann (Hrsg.), Münster	Festschrift zur Gedächtnisfeier für Karl Weierstraß 1815–1965
34	Joh. Leo Weisgerber, Bonn	Die Namen der Ubier
35	Otto Sandrock, Bonn	Zur ergänzenden Vertragsauslegung im materiellen und internationalen Schuldvertragsrecht. Methodologische Untersuchungen zur Rechtsquellenlehre im Schuldvertragsrecht
36	Iselin Gundermann, Bonn	Untersuchungen zum Gebetbüchlein der Herzogin Dorothea von Preußen
37	Ulrich Eisenhardt, Bonn	Die weltliche Gerichtsbarkeit der Offizialate in Köln, Bonn und Werl im 18. Jahrhundert
38	Max Braubach, Bonn	Bonner Professoren und Studenten in den Revolutionsjahren 1848/49
39	Henning Bock (Bearb.), Berlin	Adolf von Hildebrand, Gesammelte Schriften zur Kunst
40	Geo Widengren, Uppsala	Der Feudalismus im alten Iran
41	Albrecht Dihle, Köln	Homer-Probleme
42	Frank Reuter, Erlangen	Funkmeß. Die Entwicklung und der Einsatz des RADAR-Verfahrens in Deutschland bis zum Ende des Zweiten Weltkrieges
43	Otto Eißfeld, Halle, und Karl Heinrich Rengstorf (Hrsg.), Münster	Briefwechsel zwischen Franz Delitzsch und Wolf Wilhelm Graf Baudissin 1866–1890
44	Reiner Haussherr, Bonn	Michelangelos Kruzifixus für Vittoria Colonna. Bemerkungen zu Ikonographie und theologischer Deutung
45	Gerd Kleinheyer, Regensburg	Zur Rechtsgestalt von Akkusationsprozeß und peinlicher Frage im frühen 17. Jahrhundert. Ein Regensburger Anklageprozeß vor dem Reichshofrat. Anhang: Der Statt Regenspurg Peinliche Gerichtsordnung
46	Heinrich Lausberg, Münster	Das Sonett *Les Grenades* von Paul Valéry
47	Jochen Schröder, Bonn	Internationale Zuständigkeit. Entwurf eines Systems von Zuständigkeitsinteressen im zwischenstaatlichen Privatverfahrensrecht aufgrund rechtshistorischer, rechtsvergleichender und rechtspolitischer Betrachtungen
48	Günther Stökl, Köln	Testament und Siegel Ivans IV.
49	Michael Weiers, Bonn	Die Sprache der Moghol der Provinz Herat in Afghanistan
50	Walther Heissig (Hrsg.), Bonn	Schriftliche Quellen in Moġolī. 1. Teil: Texte in Faksimile
51	Thea Buyken, Köln	Die Constitutionen von Melfi und das Jus Francorum
52	Jörg-Ulrich Fechner, Bochum	Erfahrene und erfundene Landschaft. Aurelio de' Giorgi Bertòlas Deutschlandbild und die Begründung der Rheinromantik
53	Johann Schwartzkopff (Red.), Bochum	Symposium ‚Mechanoreception'
54	Richard Glasser, Neustadt a. d. Weinstr.	Über den Begriff des Oberflächlichen in der Romania
55	Elmar Edel, Bonn	Die Felsgräbernekropole der Qubbet el Hawa bei Assuan. II. Abteilung. Die althieratischen Topfaufschriften aus den Grabungsjahren 1972 und 1973
56	Harald von Petrikovits, Bonn	Die Innenbauten römischer Legionslager während der Prinzipatszeit
57	Harm P. Westermann u. a., Bielefeld	Einstufige Juristenausbildung. Kolloquium über die Entwicklung und Erprobung des Modells im Land Nordrhein-Westfalen
58	Herbert Hesmer, Bonn	Leben und Werk von Dietrich Brandis (1824–1907) – Begründer der tropischen Forstwirtschaft. Förderer der forstlichen Entwicklung in den USA. Botaniker und Ökologe
59	Michael Weiers, Bonn	Schriftliche Quellen in Moġolī, 2. Teil: Bearbeitung der Texte
60	Reiner Haussherr, Bonn	Rembrandts Jacobssegen. Überlegungen zur Deutung des Gemäldes in der Kasseler Galerie
61	Heinrich Lausberg, Münster	Der Hymnus ›Ave maris stella‹
62	Michael Weiers, Bonn	Schriftliche Quellen in Moġolī, 3. Teil: Poesie der Mogholen
63	Werner H. Hauss (Hrsg.), Münster, Robert W. Wissler, Chicago, Rolf Lehmann, Münster	International Symposium 'State of Prevention and Therapy in Human Arteriosclerosis and in Animal Models'
64	Heinrich Lausberg, Münster	Der Hymnus ›Veni Creator Spiritus‹
65	Nikolaus Himmelmann, Bonn	Über Hirten-Genre in der antiken Kunst
66	Elmar Edel, Bonn	Die Felsgräbernekropole der Qubbet el Hawa bei Assuan. Paläographie der althieratischen Gefäßaufschriften aus den Grabungsjahren 1960 bis 1973
67	Elmar Edel, Bonn	Hieroglyphische Inschriften des Alten Reiches
68	Wolfgang Ehrhardt, Athen	Das akademische Kunstmuseum der Universität Bonn unter der Direktion von Friedrich Gottlieb Welcker und Otto Jahn

Sonderreihe
PAPYROLOGICA COLONIENSIA

Vol. I

Aloys Kehl, Köln — Der Psalmenkommentar von Tura, Quaternio IX

Vol. II

Erich Lüddeckens, Würzburg, — Demotische und Koptische Texte
P. Angelicus Kropp O. P., Klausen,
Alfred Hermann und Manfred Weber, Köln

Vol. III

Stephanie West, Oxford — The Ptolemaic Papyri of Homer

Vol. IV

Ursula Hagedorn und Dieter Hagedorn, Köln, — Das Archiv des Petaus (P. Petaus)
Louise C. Youtie und Herbert C. Youtie, Ann Arbor

Vol. V

Angelo Geißen, Köln — Katalog Alexandrinischer Kaisermünzen der Sammlung des Instituts für Altertumskunde der Universität zu Köln
Band 1: Augustus-Trajan (Nr. 1–740)
Band 2: Hadrian-Antoninus Pius (Nr. 741–1994)
Band 3: Marc Aurel-Gallienus (Nr. 1995–3014)

Vol. VI

J. David Thomas, Durham — The epistrategos in Ptolemaic and Roman Egypt
Part 1: The Ptolemaic epistrategos
Part 2: The Roman epistrategos

Vol. VII — Kölner Papyri (P. Köln)

Bärbel Kramer und Robert Hübner (Bearb.), Köln — Band 1
Bärbel Kramer und Dieter Hagedorn (Bearb.), Köln — Band 2
Bärbel Kramer, Michael Erler, Dieter Hagedorn und Robert Hübner (Bearb.), Köln — Band 3
Bärbel Kramer, Cornelia Römer und Dieter Hagedorn (Bearb.), Köln — Band 4

Vol. VIII

Sayed Omar, Kairo — Das Archiv des Soterichos (P. Soterichos)

Vol. IX — Kölner ägyptische Papyri (P. Köln ägypt.)

Dieter Kurth, Heinz-Josef Thissen und Manfred Weber (Bearb.), Köln — Band 1

Vol. X

Jeffrey S. Rusten, Cambridge, Mass. — Dionysius Scytobrachion

Verzeichnisse sämtlicher Veröffentlichungen der
Rheinisch-Westfälischen Akademie der Wissenschaften können beim
Westdeutschen Verlag GmbH, Postfach 30 06 20, 5090 Leverkusen 3 (Opladen),
angefordert werden

GPSR Compliance

The European Union's (EU) General Product Safety Regulation (GPSR) is a set of rules that requires consumer products to be safe and our obligations to ensure this.

If you have any concerns about our products, you can contact us on

ProductSafety@springernature.com

In case Publisher is established outside the EU, the EU authorized representative is:

Springer Nature Customer Service Center GmbH
Europaplatz 3
69115 Heidelberg, Germany

www.ingramcontent.com/pod-product-compliance
Ingram Content Group UK Ltd.
Pitfield, Milton Keynes, MK11 3LW, UK
UKHW021903240426

12048UKWH000037B/1233